Urologic Surgery Next

■担当編集委員
土谷順彦
山形大学医学部腎泌尿器外科学講座 教授

■編集委員
荒井陽一
東北大学大学院医学系研究科外科病態学講座泌尿器科学分野 教授

髙橋 悟
日本大学医学部泌尿器科学系泌尿器科学分野 主任教授

山本新吾
兵庫医科大学泌尿器科学講座 主任教授

土谷順彦
山形大学医学部腎泌尿器外科学講座 教授

ロボット支援手術

MEDICAL VIEW

本書では，厳密な指示・副作用・投薬スケジュール等について記載されていますが，これらは変更される可能性があります。本書で言及されている薬品については，製品に添付されている製造者による情報を十分にご参照ください。

Urologic Surgery Next No.2
Robot-Assisted Surgery
(ISBN978-4-7583-1331-5 C3347)
Editor: Norihiko Tsuchiya

2018. 4. 1 1st ed

©MEDICAL VIEW, 2018
Printed and Bound in Japan

Medical View Co., Ltd.
2-30 Ichigayahonmuracho, Shinjyukuku, Tokyo, 162-0845, Japan
E-mail ed @ medicalview.co.jp

「Urologic Surgery Next」シリーズ
刊行にあたって

　近年の泌尿器科手術の進化はめざましい。既に普及しているエンドウロロジー，腹腔鏡手術は，機器の進歩と相まってさらに洗練されてきた。近年，手術支援ロボットの導入により泌尿器科手術はさらに大きく変貌した。前立腺全摘術の多くがロボット支援下に行われ，腎部分切除術や膀胱全摘術にも適応が拡大されてきている。このような背景を踏まえて，現在の泌尿器科手術の実際をまとめた新たな手術シリーズとして「Urologic Surgery Next」シリーズを刊行することとなった。

　本シリーズでは，これまで「Urologic Surgery」シリーズ全12巻（2000～2002年），「新Urologic Surgery」シリーズ全8巻（2009～2011年）が刊行され，いずれも好評を得てきた。最初のシリーズの刊行は泌尿器腹腔鏡手術の多くが保険収載されていなかった時期であり，第1巻としてエンドウロロジー，第2巻として泌尿器腹腔鏡手術が上梓されている。次の新シリーズは臓器別・疾患別の構成となり，低侵襲手術の普及を反映して，各巻にエンドウロロジー，腹腔鏡手術，開放手術が併記して解説されている。

　前シリーズ刊行後の2012年は，ロボット支援腹腔鏡下前立腺全摘術が保険収載され，文字通り本邦におけるロボット手術元年となった。その後のロボット手術の普及は急速であり，標準手術の一つとして定着している。腹腔鏡手術においては，泌尿器腹腔鏡技術認定制度の発足後10年以上が経過し，より洗練された標準術式として進化してきた。細径尿管鏡の開発などによりエンドウロロジーもさらに進化を遂げている。今後，手術開発と教育は新たな局面を迎えていると言えよう。

　今回，シリーズ3作目として発刊される「Urologic Surgery Next」シリーズでは，最近の手術の進歩を踏まえ，以下の編集方針にて企画された。

1. Urologic Surgeryシリーズの中でも進化した術式を重点的に解説する。
2. 主にアプローチ別に構成し，必要な解剖，基本手技，トラブルシューティングなどを充実させる。
3. 主要な術式では，テーマ・ポイントを絞った手術手技の解説を設ける。
4. オープンサージャリーを一つの巻にまとめ，到達法，代表的な術式，血管処理，などを詳述する。
5. これまでのシリーズと同様に，イラストを駆使して視覚的にわかりやすい記述とする。

　執筆は第一線で活躍されておられる若手の術者にお願いした。本シリーズが多くの泌尿器外科医の日々の研鑽に役立てられることを願っている。

2018年3月

編集委員　荒井陽一
　　　　　髙橋　悟
　　　　　山本新吾
　　　　　土谷順彦

序　文

　手術支援ロボットは1980年代から遠隔手術を行うことを目的に，マスタースレーブ技術とテレプレゼンス技術という2つの先進的な技術を背景に開発が進められてきた。その臨床応用の過程において，開放手術や腹腔鏡手術とは異次元の手術を我々にもたらした。そして2000年代初頭，ロボット支援前立腺全摘除術（RARP）が泌尿器科医に熱狂的に迎えられ，瞬く間に世界中に広がっていった。

　本邦においては海外に遅れを取ること十余年，2012年にRARP，2016年にロボット支援腎部分切除術（RAPN）が保険収載された。現在，泌尿器科では年間2万件以上のロボット支援手術が行われており，この2術式については標準手術として定着してきた感がある。そのような中，2018年の診療報酬改定において新たに12術式においてロボット支援手術の保険収載が承認されることとなり，本巻が発行される頃には医師だけではなく多くの国民の注目を集めているに違いない。

　さて，近代の手術の歴史を振り返ってみると，Surgery 1.0（開放手術）からより低侵襲を目指したSurgery 2.0（内視鏡手術）へと変遷してきた。ロボット支援手術の時代はSurgery 3.0と呼ばれ，その概念は開放手術とも腹腔鏡手術とも似て非なる物である。ロボット支援手術では腹腔鏡手術の低侵襲性に加え，高精細映像と繊細かつ直感的な操作性に基づいた，より一層の機能温存，治療アウトカムの向上，合併症の低減を求められる。ラーニングカーブの急峻化と手術の均一化がロボット支援手術の大きなメリットである一方，極めるまでの道程はそうたやすいものではない。

　本巻では，主要な術式に関する一般的な解説に加えて，アプローチの異なるいくつかの術式や特徴的な手技について項を別にして詳述している。また，ロボット支援手術に特徴的なピットフォールとトラブルシューティング，そして一歩上を目指す方のためのポイントを解説し，経験の多少によらず全ての読者のお役に立てるような構成を目指した。経験を増す毎に，さらなるステップアップに繋がる一冊になれば幸いである。

2018年3月

土谷順彦

執筆者一覧

担当編集委員

土谷順彦　　山形大学医学部腎泌尿器外科学講座教授

執筆者(掲載順)

本田正史	鳥取大学医学部器官制御外科学講座腎泌尿器学分野准教授
武中　篤	鳥取大学医学部器官制御外科学講座腎泌尿器学分野教授
後藤百万	名古屋大学大学院医学系研究科泌尿器科学教授
戸澤啓一	名古屋市立大学大学院医学研究科医療安全管理学分野教授
奥村和宏	天理よろづ相談所病院泌尿器科部長
北村香介	順天堂大学大学院医学研究科泌尿器外科学
堀江重郎	順天堂大学大学院医学研究科泌尿器外科学教授
本田俊一朗	京都府立医科大学大学院医学研究科泌尿器外科学
沖原宏治	京都府立医科大学大学院医学研究科泌尿器外科学准教授
浮村　理	京都府立医科大学大学院医学研究科泌尿器外科学教授
小川総一郎	福島県立医科大学医学部泌尿器科学講座学内講師
羽賀宣博	福島県立医科大学医学部泌尿器科学講座講師
小島祥敬	福島県立医科大学医学部泌尿器科学講座教授
白木良一	藤田保健衛生大学医学部腎泌尿器外科学講座主任教授
豊島優多	国立がん研究センター中央病院泌尿器・後腹膜腫瘍科
藤元博行	国立がん研究センター中央病院泌尿器・後腹膜腫瘍科科長
服部一紀	聖路加国際病院泌尿器科部長
近藤恒徳	東京女子医科大学東医療センター泌尿器科教授
雑賀隆史	愛媛大学医学部泌尿器科教授
古川順也	神戸大学大学院医学研究科腎泌尿器科学分野講師
藤澤正人	神戸大学大学院医学研究科腎泌尿器科学分野教授
上仁数義	滋賀医科大学泌尿器科学講座講師
小林憲市	滋賀医科大学泌尿器科学講座助教
河内明宏	滋賀医科大学泌尿器科学講座教授
井上高光	秋田大学大学院医学系研究科腎泌尿器科学講座准教授
羽渕友則	秋田大学大学院医学系研究科腎泌尿器科学講座教授
武藤　智	順天堂大学大学院医学研究科遺伝子疾患先端情報学講座特任教授
土谷順彦	山形大学医学部腎泌尿器外科学講座教授
日下　守	藤田保健衛生大学医学部腎泌尿器外科学講座教授
古家琢也	弘前大学大学院医学研究科泌尿器科学講座准教授
大山　力	弘前大学大学院医学研究科泌尿器科学講座教授
吉村耕治	静岡県立総合病院泌尿器科部長

Urologic Surgery Next No.2 ロボット支援手術

目次

I 前立腺の手術

RARP に必要な外科解剖 ……… 本田正史, 武中 篤 … 2

経腹的アプローチによる RARP

 anterior approach（神経温存を含む）……… 後藤百万 … 12

 posterior approach ……… 戸澤啓一 … 28

後腹膜アプローチによる RARP ……… 奥村和弘 … 34

確実な膀胱頸部処理の工夫 ……… 北村香介, 堀江重郎 … 41

ナビゲーションによる RARP
……… 本田俊一朗, 沖原宏治, 浮村 理 … 49

RARP 術後の尿禁制改善のための術式の工夫
……… 小川総一郎, 羽賀宣博, 小島祥敬 … 61

RARP における total pelvic reconstruction の
コンセプトと実際
（尿路再建法としての total pelvic reconstruction）……… 白木良一 … 71

局所進行癌に対する RARP ……… 豊島優多, 藤元博行 … 82

骨盤内リンパ節郭清 ……… 服部一紀 … 92

II 腎の手術

経腹膜到達法によるロボット腎部分切除術
（動脈全阻血法） ……………………………………………………… 近藤恒徳　102

腹膜外到達法による腎部分切除術 ………………………………… 雑賀隆史　112

選択的腎動脈クランプ法による腎部分切除術
……………………………………………………………… 古川順也，藤澤正人　120

腎盂形成術 ………………………………………… 上仁数義，小林憲市，河内明宏　128

III 膀胱の手術と尿路再建術

膀胱全摘除術（男性）……………………………………… 井上高光，羽渕友則　136

女性における膀胱全摘除術 ………………………………………… 武藤　智　146

拡大リンパ節郭清 ………………………………………… 土谷順彦，羽渕友則　154

回腸導管 ………………………………………………… 日下　守，白木良一　163

新膀胱造設術 …………………………………………… 古家琢也，大山　力　171

IV ロボット支援手術の
トラブルシューティング ………………………………………… 吉村耕治　178

I 前立腺の手術

I 前立腺の手術

RARPに必要な外科解剖

鳥取大学医学部器官制御外科学講座腎泌尿器学分野准教授　本田正史
鳥取大学医学部器官制御外科学講座腎泌尿器学分野教授　武中　篤

　外科解剖とは，術野における各構造物の相互関係を明らかにすることであり，新しい術式あるいはアプローチに伴い，新たな外科解剖の知見が生まれる。骨盤外科解剖は，1980年代に行われたWalshらの研究により終止符が打たれたかに思われた。しかし，2000年以降の腹腔鏡手術の進歩に伴い再検討が行われ，古典的肉眼的解剖学では確認できない自律神経や筋膜解剖において，さらに新たな知見が蓄積された。

　本項では，ロボット支援前立腺全摘除術（robot-assisted radical prostatectomy：RARP）の重要なlandmarkである内骨盤筋膜，前立腺筋膜，膀胱頸部，デノビエ筋膜（Denonvilliers' fascia），前立腺尖部について，近年明らかになった骨盤外科解剖の知見を解説する。

内骨盤筋膜（endopelvic fascia）

　骨盤底筋膜は臓側および壁側に分類され，壁側筋膜は肛門挙筋筋膜に，また臓側筋膜は前立腺筋膜に相当する。これら臓側筋膜および壁側筋膜に覆っている薄い結合織が内骨盤筋膜（endopelvic fascia）である（図1）。実際，骨盤内臓器を側方に牽引した際に，骨盤壁との間にできるテント状構造が内骨盤筋膜である。

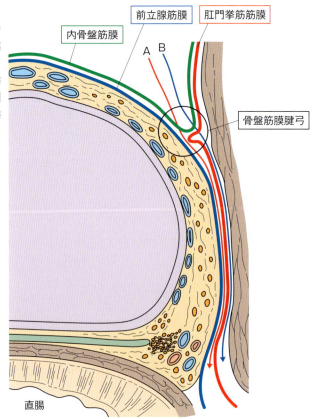

図1 前立腺側方の筋膜（1）
前立腺側方の筋膜のシェーマを示す。Aは神経温存手術時の剥離ラインである。骨盤筋膜腱弓の内側で内骨盤筋膜（endopelvic fascia）のみを切開して剥離を行うと，前立腺は前立腺筋膜のみに覆われた状態となり，肛門挙筋筋膜は外側へ温存される。Bは神経非温存手術時の剥離ラインである。骨盤筋膜腱弓の外側を切開し，肛門挙筋筋膜を前立腺筋膜側に付着させ，肛門挙筋を露出する層で前立腺側方を展開する。

肛門挙筋筋膜は，前立腺および膀胱の側方でいったん臓側筋膜に癒合し，外側に折り返す。この折り返しはしばしば白色の光沢のある構造物として認められ，骨盤筋膜腱弓とよばれる。すなわち，骨盤筋膜腱弓は肛門挙筋筋膜そのもので，その恥骨への付着部が恥骨前立腺靱帯であり，背側は坐骨棘に至る[1]。骨盤筋膜腱弓の内側で内骨盤筋膜のみを切開して剥離を行い前立腺の側方へ到達すると，前立腺は前立腺筋膜のみに覆われた状態となり，肛門挙筋筋膜は外側へ温存される（図2）。このアプローチを選択すると，恥骨前立腺靱帯，肛門挙筋筋膜，骨盤筋膜腱弓を一体としたcontinence zone温存ならびに陰部神経括約筋温存により，術後早期尿禁制回復には有利に働くことが想定される[1,2]。

　神経温存の場合では，肛門挙筋筋膜を温存し，恥骨前立腺靱帯や恥骨尾骨筋は切断しない方針である。神経温存症例における内骨盤筋膜切開の意義は，前立腺底部を同定することであり，順行性神経温存なら尖部まで剥離を行う必要はない。一方，神経非温存の場合では，癌制御を最優先して骨盤筋膜腱弓の外側を切開し，肛門挙筋筋膜を前立腺筋膜側に付着させ，肛門挙筋を露出する層で前立腺側方を展開し，恥骨前立腺靱帯や恥骨尾骨筋は切断剥離する（図3）。

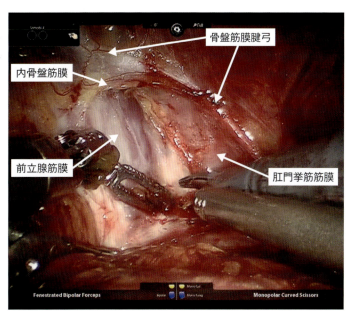

図2　前立腺側方の筋膜（2）
RARP神経温存手術時の前立腺側方の展開の様子を示す。前立腺は前立腺筋膜のみに覆われた状態であり，肛門挙筋筋膜は外側へ温存されている。

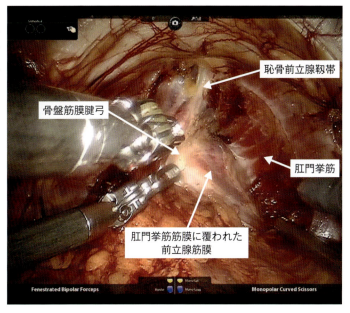

図3　前立腺側方の筋膜（3）
RARP神経非温存手術時の前立腺側方の展開の様子を示す。肛門挙筋筋膜は前立腺筋膜側に付着しており，肛門挙筋が露出する層で前立腺側方は展開されている。

膀胱頸部

　膀胱頸部の離断は，順行性前立腺全摘においては最も難易度の高い操作の1つであるが，その理由は，前立腺底部と膀胱筋層の間には解剖学的剥離層がなく，剥離に有用な解剖学的landmarkが十分に明らかになっていなかったことが考えられる。

　最近の組織学的検討による報告によれば，膀胱頸部は全周性に内層から，submucosal longitudinal muscles, bladder neck muscles, external longitudinal musclesの3層の筋層で構成されていることが示されている[3]。この3層の筋層構造を確認しながら膀胱頸部の切開を進めていくことで，より再現性の高い膀胱頸部の離断が可能になると考えられる。

　頸部背側において，前述の3層構造とともに有用なlandmarkは，detrusor muscleを覆うlongitudinal muscle fiberあるいはretrotrigonal layerとよばれる構造物である。この縦走する筋束は，ときにDenonvilliers' fascia前葉と記載されることがあるが，主に平滑筋と膠原線維から構成されることからDenonvilliers' fascia前葉と呼称することは誤りと考える。その背側に，脂肪組織あるいは結合織に覆われた精嚢，精管が存在する。

　頸部離断には前方到達法と側方到達法があるが，いずれも一長一短がある。detrusor apronの側方からアプローチし，頸部の形状を把握することは解剖学的に理にかなっているが，完全な側方到達法はときに出血をきたした狭術野での操作を余儀なくされる。また，側方到達法による頸部温存は，早期尿禁制に有利に働くという報告もあるが[4]，必ずしも確立したエビデンスはない。むしろ，狭視野での不適切な膀胱頸部背側の剥離は，ときに排尿筋神経や知覚神経の損傷につながり，術後排尿障害や蓄尿障害が生じる可能性も否定できない。

　われわれが行っている頸部離断法を示す。尿道カテーテルを動かすこととbimanual pinchにより膀胱前立腺移行部を視認する。正中でdetrusor apronをバイポーラ鉗子で凝固切離する。次に左手アームで膀胱を頭側に牽引し，モノポーラカーブドシザースの刃先を横方向に滑らせるようにして，膀胱頸部の3層構造をすくい切るようなイメージで切離していく。前立腺の把持が可能になったら，3rdアームで前立腺を腹側尾側に，左手アームで膀胱を頭側に牽引し，膀胱・前立腺間に適切な張力をかけながら，同様の方法で頸部腹側の切離を進めていき，膀胱頸部を開放する（図4）。頸部腹側側方の切離で血管が豊富な場合は，バイポーラによる凝固またはヘモロック（Hem-o-lok®）処理にて血管を切離する。次に，膀胱頸部後面の粘膜を切開した後，膀胱筋層の厚みを一定とするように切離を進めると，前立腺の個体差をあまり意識することなく切離していくことができる。灰白色の瑞々しい色調の縦走筋束に到達した後は，これをlandmarkとし，膀胱筋層から離れ，背側に切り込み，精嚢前面に到達する（図5）。

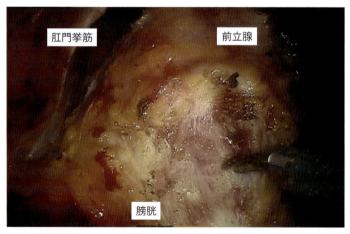

図4 膀胱頸部腹側の処理

膀胱頸部腹側の離断の様子を示す。頸部組織の層構造が確認できる。膀胱を頭側に適切な張力で牽引し，モノポーラカーブドシザースの刃先を少し開いて，その片刃を横方向に滑らせるようにして，膀胱頸部の3層構造を意識しながら切離していく。

図5 膀胱頸部背側の処理

膀胱頸部後面の粘膜を切開した後，膀胱筋層の厚みを一定にするように切離を進めると，灰白色の縦走筋束に到達する。これをlandmarkとし膀胱筋層から離れ背側に切り込み，精囊・精管膨大部を露出する。

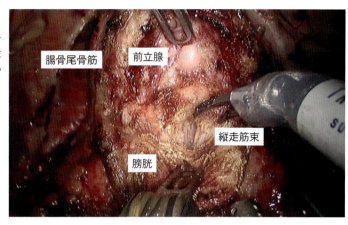

前立腺筋膜

　前立腺被膜は前立腺最外側の線維成分の肥厚部位であり，真の被膜というよりむしろ前立腺自体といっても過言ではない。この前立腺被膜を覆う筋膜については用語が混乱しており，prostatic fascia, periprostatic fascia, lateral pelvic fascia, parapelvic fasciaなど名称の統一をみていない。本項では，前立腺被膜（capsule）と肛門挙筋筋膜の間に存在する構造物を前立腺筋膜とよぶ。前立腺筋膜は膠原線維，脂肪組織，神経，血管から構成されており，前立腺被膜の外側を取りまく一定の厚みをもったmulti-layerの結合織である。

　前立腺側方頭側の，いわゆるpedicleは，前立腺に至る内腸骨血管系と，骨盤神経叢の一部およびその末梢枝が含まれる。原則的には血管系は外側に存在し腹側に向かい，神経系は内側に存在し末梢方向に向かうが，組織学的に当然それらの境界は明瞭ではなく，お互いが混在している。神経温存の場合は，可能な限り被膜寄りでかつ細やかにpedicleを分割し，クリップで止血した後，鋭的に切断する。一方，神経非温存の場合は，可能な限り下膀胱動脈前立腺枝も前立腺から離して切断するために，V-Loc™にてZ縫合を行うことで，pedicleを一括して切断している。

　陰茎海綿体神経は従来のいわゆる神経血管束（neurovascular bundle）としてとらえられるbundle状の走行のみではなく，前立腺側壁から前壁あるいは直腸側壁にかけて，このmulti-layerな疎性線維性結合織に幅広く走行している[5]。そのため，前立腺筋膜をどの深さまで切り込むかで，神経温存の程度が異なる。

　神経温存術式については3〜5段階の温存方法が報告されている[6,7]。われわれは，Tewariらの報告[6]と同様にintrafascial dissection, interfascial dissection, extrafascial dissection, wide dissectionの4段階の分類を採用し，癌制御と機能温存を目指して症例ごとに神経温存術式を決定している。最も温存精度が高いとされる剥離は，intrafascial dissectionとよばれ，前立腺被膜のすぐ外側で剥離を行い，前立腺筋膜はすべて温存される。interfascial dissectionは，文字どおりmulti-layerの間で剥離面をつくる方法であり，神経の一部は摘出されることになる。前立腺の後外側縁で剥離するラインは従来神経非温存と考えられてきたが，近年の陰茎海綿体神経に関する知見からすると部分切除に相当する。尖部で神経を可及的に温存すれば，部分的に神経を温存することが可能である（図6，7）。術中に陰茎海綿体神経の走行を視認することはきわめて困難であり，神経温存を目的とする場合には，従来のいわゆるneurovascular bundleをbundle状にイメージするよりplate状の走行をイメージすることで，より確実な神経温存が施行できる。

神経温存術式

各神経温存術式について述べる。

Grade Ⅰ：intrafascial dissection

　この剥離ではいわゆる被膜組織を剥いでいる可能性もあり，癌の局在によっては断端陽性のリスクが高くなる。適応には十分に注意する必要がある。まず，前立腺後面または腹側で露出した前立腺被膜のすぐ外側の層を求め，前立腺後面から外側腹側へneurovascular plateをathermalに剥離する。尿道横では，いわゆるneurovascular bundleを尿道から剥離するが，この操作には鋭的切開が必要であり，多少の出血を認める。これにより，恥骨尾骨筋や恥骨前立腺靱帯には触れることなくneurovascualr plateを温存できる。

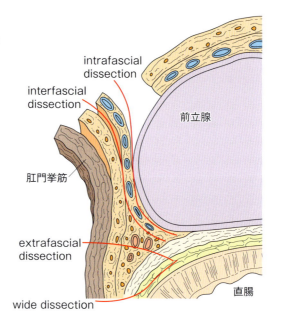

図6 神経温存グレード
神経温存グレード別の前立腺筋膜の剥離ラインを示す。

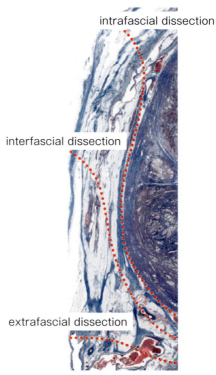

図7 前立腺筋膜の組織像
Masson-trichrome染色による前立腺筋膜の組織像を示す。膠原線維，脂肪組織，神経，血管で構成されたmulti-layerの結合織である。

Grade Ⅱ：interfascial dissection

　基本的にはintrafascial dissectionの操作と同様である。相違点はmulti-layerの結合織である前立腺筋膜の一部を前立腺側に付けて剥離する点である。ここには明確な層があるわけではないため，切除断端陽性とならない剥離は各術者の判断に委ねられるところが大きい。

Grade Ⅲ：extrafascial dissection

　前立腺後外側縁で前立腺筋膜を剥離するアプローチは従来神経非温存術式と考えられてきたが，陰茎海綿体神経の解剖学的知見からするとpartial nerve sparingに相当すると考えられる。われわれは，従来の古典的な神経非温存アプローチをathermalに行い，そのうえで尖部付近の神経成分を可及的に温存することで，一定数の陰茎海綿体神経は温存され，これをextrafascial dissectionとよんでいる。

Grade Ⅳ：wide dissection

　癌の根治を第一とする神経非温存を意図する術式である。癌を一塊にして摘出するために，前立腺を前立腺筋膜で包まれた状態で，肛門挙筋筋膜や直腸前脂肪を含めて摘出することが肝要である。
　extrafascial dissectionおよびwide dissectionでは，恥骨前立腺靱帯は切断し，恥骨尾骨筋も前立腺筋膜から剥離している。

デノビエ筋膜（Denonvilliers' fascia）

　1836年，Denonvilliersが直腸と前立腺・膀胱の間に強固な膜様組織が存在することを発見し，以降，Denonvilliers' fasciaとよばれている。Lindseyらは，Denonvilliers' fasciaは膠原線維，弾性線維，筋線維から構成されており，脆弱な半透明の層から密度の高い1層の膜まで変化していると報告した[8]。
　さらに詳細に検証すると，膀胱直腸窩から連続する平滑筋成分を含む比較的厚みのある強固な膜様組織（firm membrane）は，精囊基部付近で前立腺に強固に付着する（fusion site）。この膜様組織は末梢に移行するにつれて菲薄化し前立腺実質（いわゆる前立腺被膜）と区別がつかなくなる。また，この膜様組織を側方へたどると，明瞭，断片化，不明瞭，消失などの個体差が認められる[9]。さらに，膜様組織の背側には疎な結合織が存在し[10]，末梢側では横紋筋性括約筋や直腸尿道筋に集束し，側方では前立腺の後外側領域で腹側，外側，背側に向かい放射状に伸びて徐々に消退している。すなわち，Denonvilliers' fasciaの外側端を明確に同定することは困難である。直腸と膀胱・前立腺の間には「強固な膜様組織と一定の厚みを有する疎な結合組織」が存在し，これらをDenonvilliers' fasciaとよぶことが妥当であると考える。
　RARPにおいて，前立腺および精囊を腹側に牽引すると，Denonvilliers' fasciaはシート状に認められる。Fusion siteでは，前立腺との剥離面は存在せず，無理な剥離は断端陽性のリスクが高くなる。このため，前立腺背側に到達するためには，まず，fusion siteを避けて，これを切開し，Denonvilliers' fasciaの網目状疎性結合織内に進む。この後，神経温存によって剥離ラインを決定する。
　骨盤神経叢の神経ネットワークは，直腸と隣接する膀胱，精囊，前立腺の背側にも臓器をとりまいているため，神経温存の際は，Denonvilliers' fascia背側の神経も温存するように剥離層は可能な限り前立腺寄りが望ましい。また，前立腺尖部背側では左右のいわゆ

るneurovascular bundleがoverlapし，神経叢を形成している症例があること，陰茎海綿体神経の神経線維は横紋筋性括約筋の側方と背側および直腸側方で網目状に走行していることから，尿道とその背側を離断するときにathermalな操作が重要であると考える。intrafascial dissection, interfascial dissectionの場合は，前立腺背側でDenonvilliers' fasciaを剝離し前立腺被膜を露出する。また，extrafascial dissectionの場合は，Denonvilliers' fasciaの疎性結合織のラインで展開し，wide dissectionの場合は，Denonvilliers' fasciaを前立腺に付着させたまま直腸筋層を露出するように展開する（図8, 9）。

前立腺尖部

尿道括約筋は，内側から縦走平滑筋性括約筋，輪状平滑筋性括約筋，横紋括約筋の3層で構成される。横紋括約筋の形態には個人差が大きいが，なかでもΩ型の頻度が高いとされ，その一部は前立腺実質内に移行している（図10）。また，背側では平滑筋により構成される直腸尿道筋と結合している。つまり，解剖学的には尿道括約筋が単独で尿道を全周性に締め付ける作用を有することは困難と考えられる。恥骨前立腺靱帯や肛門挙筋内側下端（恥骨直腸筋）が尿道を腹側に牽引した状態で，尿道括約筋が尿道を背側へ押しつけることで尿道抵抗を増していることが推測される。すなわち，括約筋機構は横紋括約筋のみで形成されているのではなく，continence zoneがcomplexとして温存されることにより機能を維持できるものと考える（図11）。

さらに，3層の括約筋群の外側には静脈叢が全周性に存在する。一般に，この構造は0

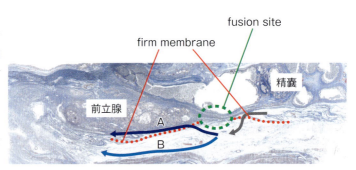

図8 前立腺背側の展開（1）
精囊側よりfirm membraneを切開しDenonvilliers' fasciaの疎な結合織を展開する。次にintrafascial dissectionおよびinterfascial dissectionの場合は，fusion siteを避けて，剝離ラインを腹側にとり前立腺背側で前立腺被膜を露出する（A）。extrafascial dissectionの場合は疎な結合織のラインで展開し，wide dissectionの場合は直腸筋層を露出するように展開する（B）。

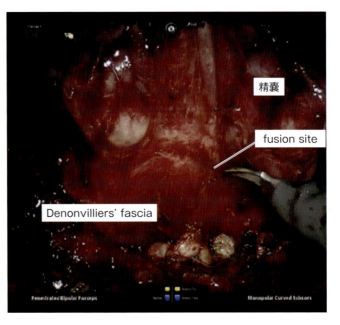

図9 前立腺背側の展開（2）
cul-de-sacと精囊基部あるいは前立腺底部の間には平滑筋成分を含む比較的厚みのある膜様組織（firm membrane）があり，精囊基部付近で前立腺に強固に付着する（fusion site）。

図10 横紋括約筋の形態の個体差

尿道括約筋は，内側から縦走平滑筋性括約筋，輪状平滑筋性括約筋，横紋括約筋の3層で構成される。そのなかでも横紋括約筋の形態には個人差が大きく，なかでもΩ型の頻度が高く，その一部は前立腺実質内に移行している。

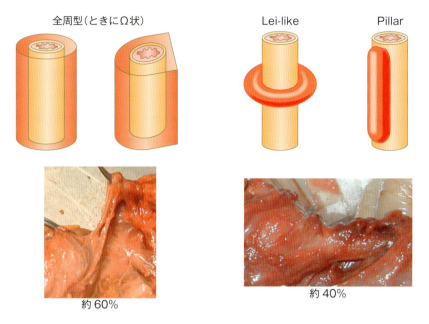

全周型（ときにΩ状）　　Lei-like　　Pillar

約60%　　約40%

図11 外尿道括約筋機構

括約筋機構は横紋括約筋のみで形成されるのではなく，恥骨前立腺靱帯，恥骨直腸筋などのcontinence zoneがcomplexとして温存されることで機能を維持できるものと推察される。

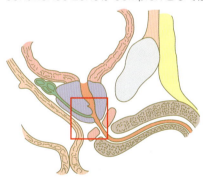

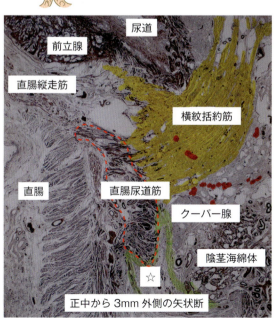

正中から3mm外側の矢状断

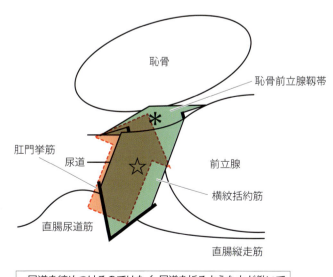

- 尿道を締めつけるのではなく，尿道を折るような力が働いている？？
- complexとしての温存が重要

図12 括約筋とdorsal vein complex

括約筋とdorsal vein complexの間には，いわゆる三角間隙は存在しない。また，括約筋群の外側には静脈叢が全周性に存在するため，括約筋損傷なくバンチングすることは不可能である。

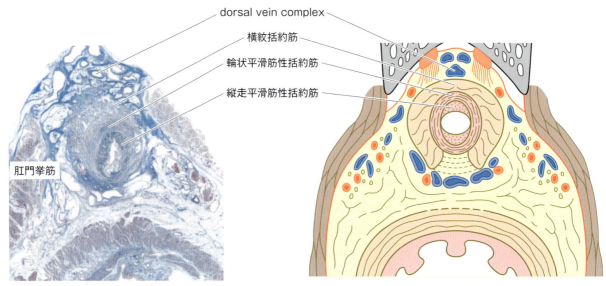

Masson Trichrome 染色

時方向を中心とする陰茎背静脈群（dorsal vein complex），ならびに5時，7時方向を中心とするneurovascular bundleに便宜上分類されるが，この間に境界は存在しない。また，括約筋群と静脈叢の間にも解剖学的剥離層は存在しない（図12）。

以上より，いわゆるbunching techniqueにより，静脈叢のみを完全に結紮することは困難であり，より多くの静脈叢を結紮しようとすると括約筋群を損傷する可能性が高い。従って，無結紮法で静脈叢を切断し，その後，括約筋群の3層を視認しつつ尿道を切断することが理想的な尖部処理と考えられる。しかし，頭低位から気腹下の術野とはいえ，ときに中等度以上の出血に遭遇することがあり，急いで尖部処理をするあまり，尖部同定の精度が低下することがある。このため，われわれはV-Loc™で静脈叢に薄く斜め8の字に運針を行った後切断を行い，もし中等度以上の出血があればV-Loc™を腹側に牽引して止血を得ることとしている。いずれにしても，尿道切断は十分な時間をかけ，正確に尖部を同定した後に行うことが肝要である。

おわりに

RARPに必要な骨盤外科解剖について最新の知見を解説した。癌制御と機能温存を目指したより精度の高い手術を可能にするためには，骨盤外科解剖の十分な理解が必要である。

文献

1) Takenaka A, et al: Preservation of the puboprostatic collar and puboperineoplasty for early recovery of urinary continence after robotic prostatectomy: Anatomic basis and preliminary outcomes. Eur Urol 2007; 51: 433-40.
2) Tewari AK, et al: Anatomic restoration technique of continence mechanism and Preservation of puboprostatic collar: a novel modification to achieve early urinary continence in men undergoing robotic prostatectomy. Urology 2007; 69: 726-31.
3) Hinata N, et al: Bladder neck muscle degeneration in patients with prostatic hyperplasia. J Urol 2016; 195: 206-12.
4) Nyarangi-Dix J, et al: Impact of complete bladder neck preservation on urinary continence, quality of life and surgical margins after radical prostatectomy: A randomized, controlled, single blind trial. J Urol 2013; 189: 891-8.
5) Takenaka A, et al: Anatomical analysis of the neurovascular bundle supplying penile cavernous tissue to ensure a reliable nerve graft after radical prostatectomy. J Urol 2004; 172: 1032-5.
6) Tewari AK, et al: Anatomical grades of nerve sparing: a risk-stratified approach to neural-hammock sparing during robot-assisted radical prostatectomy (RARP). BJU Int 2011; 108: 984-92.
7) Patel VR, et al: The role of the prostatic vasculature as a landmark for nerve sparing during robot-assisted radical prostatectomy. Eur Urol 2012; 61: 571-6.
8) Lindsey I, et al: Anatomy of Denonvilliers' fascia and pelvic nerves, impotence, and implications for the colorectal surgeon. Br J Surg 2000; 87: 1288-99.
9) Muraoka K, et al: Site-dependent and interindividual variations in Denonvilliers' fascia: a histological study using donated elderly male cadavers. BMC Urol 2015; 15: 42.
10) Soga H, et al: Topographical relationship between urethral rhabdosphincter and rectourethralis muscle: a better understanding of the apical dissection and posterior stitches in radical prostatectomy. Int J Urol 2008; 15: 729-32.

I 前立腺の手術

経腹的アプローチによるRARP anterior approach（神経温存を含む）

名古屋大学大学院医学系研究科泌尿器科学教授　後藤百万

経腹的アプローチによるロボット支援前立腺全摘除術（robot-assisted radical prostatectomy；RARP）およびリンパ節郭清の手術手技について述べる．他の手術と同様に手術手技にはさまざまなバリエーションがあり，当科のなかでも細部においては術者により異なることから，本項では主に筆者が行っている術式を中心に述べる．

適応，禁忌

RARPの適応は開創根治的前立腺全摘術と同様であり，基本的には限局性前立腺癌が適応となるが，薬物治療を含めた治療の急速な発展により病期と手術適応の関係は変遷することが予想される．

一般的な適応禁忌は，RARPの頭低位による影響と関連した閉塞隅角緑内障，未破裂脳動脈瘤，高度心機能障害，高度呼吸機能障害となる．腹腔内手術の既往は必ずしも禁忌とはならないが，直腸癌術後は禁忌とする施設が多い．

術者にとって初期症例では，大きな前立腺肥大例，高度中葉肥大症例，経尿道的前立腺切除後症例，腹部手術既往例，急性前立腺炎後症例，内臓脂肪型肥満症例，神経温存実施予定症例などの手術困難例や熟練を要する症例は避けることが望ましい．

術前準備

開創前立腺全摘除術と基本的に同様であるが，RARP禁忌事項の確認，前立腺癌の悪性度や病期に基づく手術方法のシミュレーション，da Vinci Surgical Systemのシステムチェックなどを行う．

体位

砕石位として，25°頭低位のTrendelenburg体位とする（図1）．開脚した下肢は，ペイシェントカートのロールインに支障のないよう床方向に下げる（後述のように，da Vinci Xiでは仰臥位・頭低位でも可能）．身体の圧迫による神経損傷や血流障害を防止するため，体位の調整は慎重に行う必要がある．特に，下腿部（レビテーターに接する），背部（仙骨部，肩甲骨部），前腕・肘部には細心の注意を払って体位固定を行う．必要に応じて，体圧分散マットや皮膚保護材を使用する．水平砕石位で体位固定が終了したら，試験的に25°頭低位として，レビテーター，手術台などと体の接触部位について，問題となる圧迫部位がないかどうか確認することが肝要である．

Xiでは仰臥位の手術が可能であり，砕石位をとらないため下腿のコンパートメント症候群のリスクは減るが，砕石位での術中の会陰部圧迫，直腸診などの操作が行えない欠点がある．

ペイシェントカートの配置

ペイシェントカートは開脚した両下肢の間から，あるいは患者の横（足側・側方）（パラレルドッキング法）より挿入する。パラレルドッキング法では，仰臥位でも手術が可能となる。da Vinci SあるいはSiでは両下肢の間からの挿入が推奨されるが，Xiではいずれも可能である（図1）。

手術のアウトライン

1. ポートの設置
2. ペイシェントカートのロールインとドッキング
3. Retzius腔の展開
4. 内骨盤筋膜の剥離・切開
5. DVC（dorsal vein complex）の処理
6. 膀胱頸部離断
7. 精嚢・精管の剥離
8. 前立腺後面の処理
9. 前立腺後側方血管茎の処理
10. 尿道の切断
11. 後方再建
12. 膀胱尿道吻合
13. 前方再建
14. リンパ節郭清
15. アンドッキング・摘出組織回収

手術手技

1 ポートの設置

図2にda Vinci SあるいはSiにおけるポート位置と使用するトロカーを示す。Open laparotomy法により，臍直上にカメラポートを作成し，12mmHgにて気腹して腹腔内を観察後，他のポートを内視鏡観察下に設置する。手術鉗子および助手操作用の5つのポート間は，アームの干渉を避けるために8cm以上間隔をあけることが推奨される。Xiのポート

図1 体位とペイシェントカートの位置

ⓐ da Vinci S/Si 使用時の体位

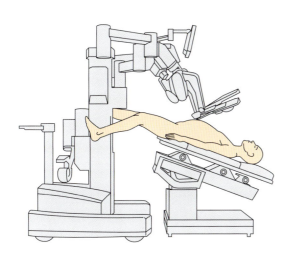

ⓑ da Vinci Xi 使用時のパラレルドッキング法

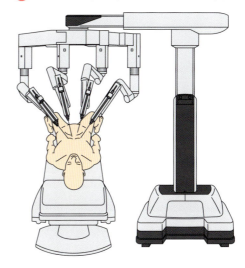

位置も同様であるが，XiはS，Siに比べてアームの干渉が起こりにくく設計されているため，ポート間の距離は最低6cmの間隔でよい．インストゥルメントポートは腹壁に垂直に挿入し，リモートセンターが腹壁の中央にくるように配慮する（リモートセンターはインストゥルメントアーム回転の定点になるので，これを腹壁の中央に配置することで，皮膚や皮下組織の損傷を最小限にでき，術後疼痛を軽減できる）．

2 ペイシェントカートのロールインとドッキング

ポート作成後のロールインは頭低位変換後に行い，ポートとロボットアームをドッキングする．

臍上のポート①よりカメラを挿入し，右側ポート②よりモノポラ・カーブドシザーズ，右側ポート③よりProGrasp^{TM}，左側ポート④よりバイポーラ・メリーランドフォーセプス（あるいはPreCise^{TM}フォーセプス，フェネストレイテッドバイポーラ）を挿入し，左側ポート⑤は助手操作用，⑥は吸引用に用いる．

ProGrasp^{TM}の位置については，当科では左右の鉗子で同時に把持操作を行うことができるという利点から，右側ポート③より挿入している．他方，左側でポート⑤に挿入すると，SあるいはSiではシザーズのアームとの干渉が起こりにくい，助手の吸引以外のメインの操作が右手で行えるなどの利点があり，ProGrasp^{TM}の位置についてのコンセンサスはない．

3 Retzius腔の展開

0°のカメラを用いて気腹圧12mmHgにて以下の操作を行う．左側でのS状結腸の癒着剥離については，Retzius腔の展開に支障がある場合のみ必要最小限度の剥離でよい．臍動脈索を把持し，腹膜切開を行う．左右の腹膜切開外側縁は精管をメルクマークとして内鼠径輪まで行う．精管の切断を行うこともあるが，筆者は行っていない．腹膜切開後は腹膜と腹壁間の網目状の疎性結合織を，切開および剥離操作により恥骨に向かって剥離を進める．恥骨前面の腹壁への剥離や下腹壁動脈の損傷を避けるため，切開剥離方向は患者背面，すなわち膀胱前面に向かうことを意識して行う．恥骨が露出されたら，恥骨後面から小骨盤腔内へ向かいRetzius腔の十分な展開を行う．前立腺前面の脂肪を摘出し，陰茎背静脈浅枝をバイポーラ凝固・切断し，その後の操作のメルクマールとなる恥骨前立腺靱帯，

図2 ポートの設置

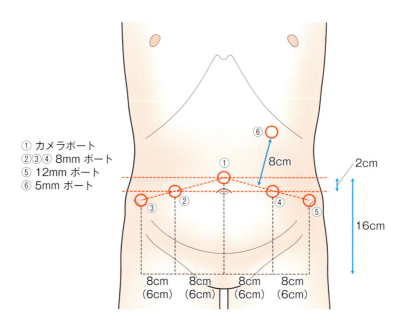

内骨盤筋膜，膀胱前立腺移行部を露出する（図3）。

4 内骨盤筋膜の剥離・切開

図4 に基づいて解説する。前立腺底部のレベルで，前立腺後外側の骨盤筋膜腱弓（肛門挙筋と前立腺外側の間で内骨盤筋膜が厚くなり，線状に隆起した稜線のようにみえる）の内側で，前立腺と肛門挙筋の間を鈍的に直腸前脂肪がみえる深さまで剥離する〔電気メスで切開すると，内骨盤筋膜のみでなく肛門挙筋筋膜やlateral pelvic fascia（peri-prostatic fascia）まで切開してしまう可能性があるため〕。肛門挙筋筋膜とperi-prostatic fasciaの間で前立腺と肛門挙筋を鈍的に剥離することができ，この層で肛門挙筋が肛門挙筋筋膜で覆われたまま（肛門挙筋筋膜を温存し）で前立腺尖部まで剥離を進める。前立腺前面の線維性fasciaおよび恥骨前立腺靱帯を切離して，前立腺尖部を剥離し，尿道側面で恥骨尾骨筋の近位部を剥離する。根治性の向上という観点から，肛門挙筋筋膜を温存せず，肛門挙筋の表面を露出する層で前立腺尖部まで剥離してもよい。

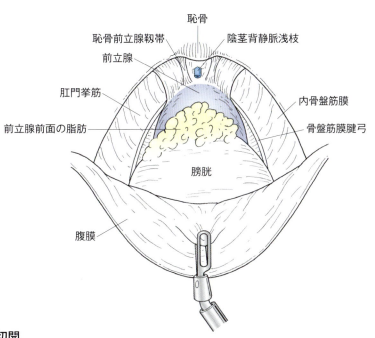

図3 Retzius腔の展開
Retzius腔を展開し，前立腺全摘除術のための術野を確保する。恥骨，恥骨前立腺靱帯，肛門挙筋，骨盤筋膜腱弓，膀胱頸部などのメルクマールを確認する。

図4 内骨盤筋膜の剥離・切開
骨盤筋膜腱弓の内側で，前立腺外側面を肛門挙筋（肛門挙筋筋膜）とperi-prostatic fasciaの間で前立腺底部から尖部まで剥離する。

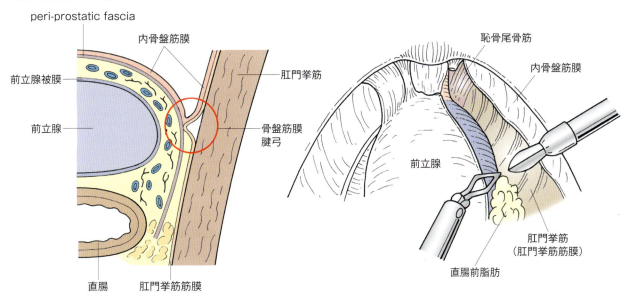

神経温存の場合には，前立腺底部レベルで上記のように剥離を行うが，膀胱前立腺の境界が明確になる範囲でよく，前立腺尖部まで剥離する必要はない。恥骨前立腺靱帯も切断する必要はない。

　なお副陰部動脈が前立腺尖部前面から恥骨後面にみられることがあるが，可及的に温存することが推奨される。

5 DVC(dorsal vein complex)の処理

　DVC結紮については，無結紮（外尿道括約筋損傷の回避および前立腺尖部での断端陽性リスクの軽減のため）で行われることもあり，この場合にはここでの処置は不要となる。

　筆者は，左右のラージニードルドライバ，3-0 V-Loc™糸を用いて，外尿道括約筋には針をかけない厚さで可及的遠位でDVCを巻き縫いし，さらに恥骨の膜に一時的に縫合して（後で切断する），DVCを前面に挙上して，後の前立腺尖部切離をやりやすくしている（図5）。DVCを1針で縫合結紮する方法もあるが，深くかけすぎると尿道括約筋や尿道壁までかけてしまう可能性があり注意を要する。筆者は以後の膀胱頸部離断や前立腺側方血管茎処理時の出血軽減を目的としてDVC処理をこの時点で行っているが，後述の尿道切断時に行ってもよい。

> **Advanced Technique**
>
> DVCの無結紮手術による，前立腺尖部における断端陽性率の低下が示されている。DVC切開時の出血に対しては，気腹圧を15cmH$_2$Oに上げることで出血がコントロールできるといわれるものの，症例によっては明瞭な術野の確保が難しい程度の出血があることがあり，この場合には吸引管からの注水が有用であり，熟練した術者と協調が重要である。また，術者にも前立腺尖部剥離の十分な経験と外科的解剖の理解が求められる。

6 膀胱頸部離断

　以後の操作はカメラを30°ダウンに変更して行う。ProGrasp™で膀胱頂部あたりを覆う腹膜を把持し，膀胱を頭側（手前）・腹側（上方）に軽く牽引して，膀胱頸部と前立腺の境界をわかりやすくする（図6）。膀胱頸部の位置確認は，尿道バルーンカテーテルを助手に牽引と挿入を繰り返してもらい，膀胱頸部のくぼみを視認して行う。膀胱頸部離断にも前

図5 DVCの処理
3-0 V-Loc™糸にて，外尿道括約筋には針をかけない深さでDVCを巻き縫いし，恥骨上に針をかけて一時的に挙上する。

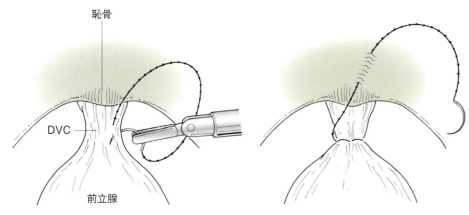

方アプローチと側方アプローチがあるが，筆者は両方法を併用して行っている．すなわち12時方向で，膀胱と前立腺の間のdetrusor apronを切開し前立腺被膜近傍に到達する．次いで，切開部からPreCise™（あるいはメリーランド）で，前立腺と膀胱の間を側後方に向けて剥離し，必要に応じてバイポーラで凝固あるいはHem-o-lok®で止血しながら剥離組織を切断し，膀胱頸部と前立腺を剥離する（図7）．剥離方向は精嚢を目標にするが，やや膀胱寄り（頭方向）に向けて剥離を進めるとよい．前立腺外側後面で精嚢が露出するまで剥離を進めるが，精嚢の露出が難しいこともあり，その場合は無理に精嚢を露出する必要はない．ここまで剥離を進め，膀胱をさらに頭側に牽引すると，膀胱頸部と前立腺底部の形態が把握できるようになる．次いで，12時でさらに膀胱と前立腺の間を切開し，尿道前面まで到達する．前立腺底部の内側で，膀胱平滑筋を膀胱側につけながら尿道の側面を剥離する（図7）．

尿道前面を切離し，尿道バルーンカテーテルを引き出し，ProGrasp™でカテーテルの先を把持して，恥骨の腹側に引き上げて固定する．陰茎の外でもカテーテルを牽引固定することにより，前立腺底部を上方腹側に持ち上げることができる．次いで尿道側壁を切離，尿道後壁下面をシザーズ，あるいは剥離鉗子で穿通した後に切断し，尿道を離断する（図8）．尿道カテーテルのProGrasp™による牽引をやめてカテーテルをいったん抜去し，

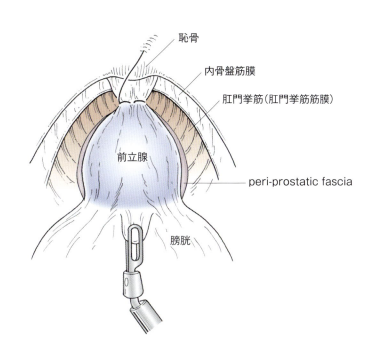

図6　膀胱頸部の確認
ProGrasp™で膀胱を手前（頭側）に軽く牽引し，尿道バルーンカテーテルの牽引・挿入を繰り返すことにより，膀胱頸部の位置を確認できる．

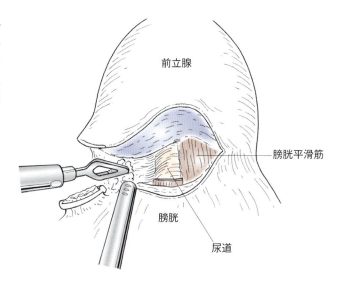

図7　膀胱頸部の離断
前方アプローチと側方アプローチの併用．膀胱頸部前面でdetrusor apronを切開し，膀胱頸部側方で前立腺底部と膀胱を精嚢まで鈍的に剥離する．

前立腺底部をProGrasp™で把持して上方腹側に軽く牽引する。

膀胱壁の厚さを確認しながら膀胱頸部後面を丁寧に切離する。膀胱頸部後面をPreCise™(あるいはメリーランド)で把持し，頭側に牽引しながら，さらに膀胱後面を切離・剥離するが，この際，把持した膀胱頸部後面を前後し，膀胱内腔からも観察し，膀胱後面の厚さを確認しながら進める(膀胱後壁の穿孔を防止)。膀胱と前立腺間の縦走筋束に到達したら，その層で左右の組織を切離し，幅広い範囲で縦走筋束が露出するようにする(図9)。

これらの方法で，高度な中葉肥大症例以外では十分な膀胱頸部保存が可能となるが，膀胱頸部の両側方で，さらに膀胱筋層を前立腺底部から剥離しておくと後の操作がやりやすくなる。

Advanced Technique

側方剥離で精嚢まで剥離し，膀胱頸部と尿道周囲を十分に剥離することにより，膀胱頸部を完全に温存することができる。しかし，側方での精嚢までの剥離は症例によっては，容易でないこともあり，側方剥離と前方剥離の併用により実質的には膀胱頸部を十分に温存することができる。膀胱頸部の温存は尿禁制率の向上に寄与する。

図8 膀胱頸部・尿道の離断
膀胱頸部・尿道を剥離・露出して尿道を切断することにより，膀胱頸部を温存することができる。

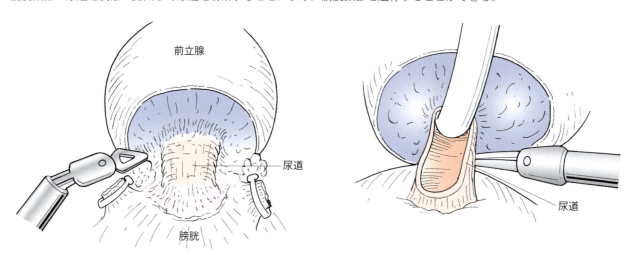

図9 膀胱頸部後面の剥離と切開
膀胱頸部後面で縦走筋束を露出して，これを横切開することにより精管・精嚢の露出に移る。縦走筋束を幅広い範囲で露出することにより，前立腺への切り込みを避けることができる。

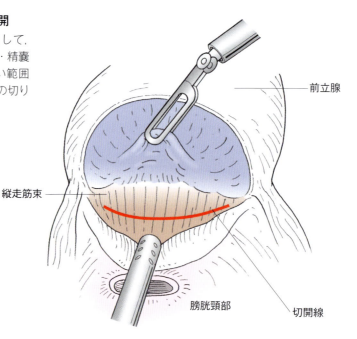

Advanced Technique

前立腺底部後方が大きい場合，あるいは中葉肥大がある場合には，前立腺に1-0バイクリル糸をかけてProGrasp™で把持して上方腹側に牽引すると，操作しやすい術野を展開できる。中葉が大きい症例では，中葉を覆う膀胱粘膜は剥離せず，ともに切除し，膀胱頸部は大きく開くので尿道膀胱吻合時に縫縮する。

7 精囊・精管の剥離

膀胱と前立腺間の縦走筋束を横方向に切開すると，精管・精囊が露出する（図10）。精管を剥離し，切断（切断は精囊剥離後でもよい），精管をProGrasp™で把持し，精囊を剥離する。精囊剥離中の露出する血管は凝固・切断する。なお，神経温存の際には，精囊の外側では電気メスを使用しないように注意する。

DO NOT

直腸損傷を恐れて縦走筋束の前立腺寄りを切開すると，前立腺に切り込むので注意する（図9）。

Advanced Technique

PreCise™（あるいはメリーランド）は把持力が弱く，また把持により精管や精囊を損傷しやすいので，適宜ProGrasp™で把持をしながら操作を進めるとスムーズに行うことができる（図10）。

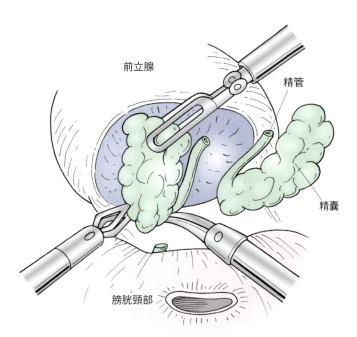

図10 精囊・精管の剥離
把持力の強いProGrasp™で適宜精管・精囊を把持・牽引しながら，これらを剥離する。神経温存の際には精囊の外側での電気メスの使用を控える。

8 前立腺後面の処理

　精嚢・精管を前立腺後面まで十分に剥離すると，背側にDenonvilliers筋膜が露出する。ProGrasp™で片方の精管・精嚢を把持して腹側へ挙上，対側の精管・精嚢を助手が把持鉗子で同様に挙上し，鉗子でDenonvilliers筋膜の背側をつまみ，シザーズでDenonvilliers筋膜を横方向に切開する。この際も前立腺寄りで切開すると前立腺に切り込む可能性があるので，前立腺からやや離れた部位で切開する（図11）。筆者は前立腺後面の処理はカメラ30°ダウンのまま行っているが，視野が悪い場合にはカメラを0°に交換，あるいはXiの場合には30°のカメラを交換することなしに，30°アップに視野方向変換することにより視野が改善する。

　神経温存の場合は，図12a に示すように，前立腺被膜を露出するように前立腺寄りの層に進んで鈍的に前立腺側方，および前立腺尖部に向けて前立腺後面の剥離を進める。神経非温存の場合には，図12b に示すようにDenonvilliers筋膜切開後，疎な結合組織に進み，鈍的に前立腺側方，および前立腺尖部に向けて前立腺後面の剥離を進める。シザーズおよび鉗子の側面を用いて前立腺側方で十分に直腸を背側に鈍的剥離する。また，ハイリスク前立腺癌でより根治性を求める場合には，Denonvilliers筋膜切開後，直腸前脂肪の中に進み直腸筋層を露出して，側面，尖部まで剥離する方法もある。

Advanced Technique

ハイリスク前立腺癌でより根治性を求める場合には，Denonvilliers筋膜切開後，直腸前脂肪の中に進み直腸筋層を露出して，側面，尖部まで剥離する方法もある。

9 前立腺後側方血管茎の処理

●神経非温存

　神経非温存の場合には，これまでの処理で前立腺後側方が索状の壁として立ち上がっているので，側方血管茎をHem-o-lok® MLを用いて結紮・切断する（図13）。厚い索の場合にはHem-o-lok®がかかりにくいので，シザーズや鉗子などで窓をあけてからかける。癌手術としての根治性向上のため，可及的直腸側で切断する。なお，前立腺尖部付近は直

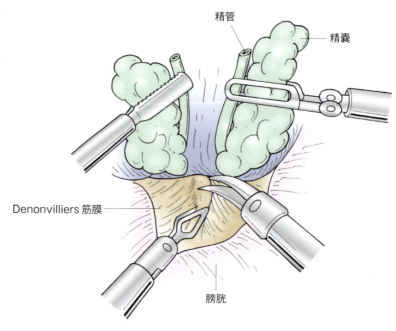

図11 Denonvilliers筋膜の切開
剥離した精嚢・精管を上方に挙上し，Denonvilliers筋膜の直腸側を手前に牽引して，前立腺底部後面に切り込まないような位置でDenonvilliers筋膜を横切開する。

腸損傷が起こりやすい部位のため，直腸を十分に背面へ剥離してから側方の切断を行うことが肝要である。

神経温存

神経温存実施のためには，以下の基本知識が必要である。すなわち，勃起神経（陰茎海綿体神経）は，従来考えられていたように前立腺後外側に神経血管束として集中して走行するのではなく，個人差はあるものの，prostatic fasciaとperi-prostatic fasciaの間で，前立腺の後外側から前外側にかけて網目状に走行していることが判明している[1]（図14）。従って，勃起神経を温存するためには，prostatic fasciaとperi-prostatic fasciaの間の組織を温存して前立腺を摘出する必要がある。また，この領域には側方血管茎とその末梢枝が存在するため，切離により出血しやすい。

神経温存の種類については，さまざまな意見もあるが，ここではシンプルに解説するためにintra-fascial dissectionとinter-fascial dissectionについて解説する。神経温存手技の場合には，電気メスによる神経損傷を避けるため，出血量は増えるがcold切開を原則とする。

図12 前立腺後面の処理
Denonvilliers筋膜を切開し，前立腺後面を尖部・尿道後面まで剥離する。神経温存の場合には前立腺被膜を露出するように前立腺寄りの層で鈍的に剥離する（ⓐ）。神経非温存の場合にはDenonvilliers筋膜切開後，直腸前脂肪前面の疎な結合織を剥離する（ⓑ）。

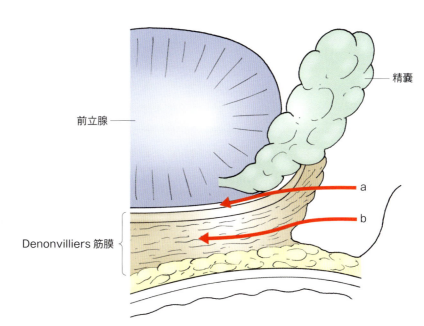

図13 前立腺側方血管茎の処理
神経非温存例での側方血管茎の処理では，根治性向上のため可及的直腸側でHem-o-lok™を用いて結紮・切断する。

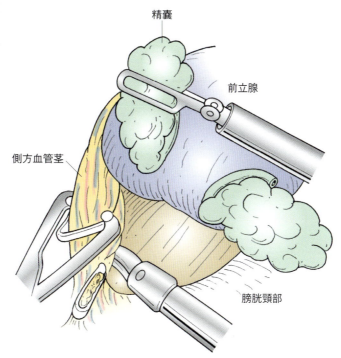

Intra-fascial dissectionは，図15に示すように前立腺被膜(prostatic fascia)に沿って前立腺外側を剝離し，prostatic fasciaとperi-prostatic fasciaの間の組織を温存するものである。この層での剝離は血管が少ないため出血が少なく，よい層に入れば鈍的に剝離することができる。具体的には，前立腺被膜に沿った層で前立腺後面の処理が終了したら，精囊外側の血管束(下膀胱動脈前立腺枝)を前立腺に近い部で結紮・切断する。前立腺底部の5時から2時の間で，前立腺被膜を鈍的剝離で露出するのは困難なため，前立腺後面で露出した前立腺被膜の位置関係を意識して，シザーズで前立腺底部の5時から3時の間で前立腺被膜を目指して足側に切離を行う(順行性)(図16)。この際，前立腺に切り込まないよう注意する。前立腺底部からの操作による前立腺被膜層の露出は，実際には容易ではなく，一定の経験が必要である。前立腺被膜の層に到達したら(平滑で，きれいな白っぽい前立腺被膜表面が見える)，以後は鈍的な剝離で前立腺被膜に沿って尖部まで剝離を進める(図16)。なお，剝離の途中で，prostatic fasciaとperi-prostatic fasciaの間の層は，2時の位置で切離してもよい(図16)。

　Intra-prostatic dissectionは，癌の被膜浸潤があったり被膜に切り込んだ場合には癌が

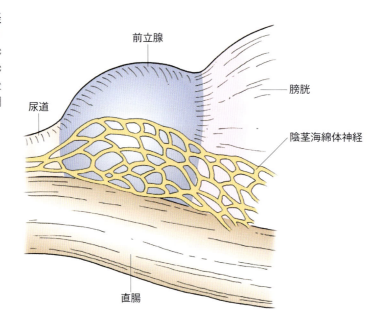

図14　陰茎海綿体神経（勃起神経）の走行
陰茎海綿体神経はprostatic fasciaとperi-prostatic fasciaの間で，前立腺の後外側から前外側にかけて網目状に走行する。

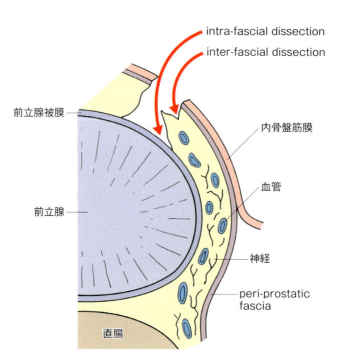

図15　神経温存ライン
Intra-fascial dissectionでは前立腺被膜(prostatic fascia)に沿って前立腺外側を剝離し，prostatic fasciaとperi-prostatic fasciaの間の組織(陰茎海綿体神経)を温存する。Inter-fascial dissectionでは前立腺被膜は露出せず，prostatic fasciaとperi-prostatic fasciaの間の層を切離するもので陰茎海綿体神経を部分的に温存する。

残存する可能性があり，適応を慎重に行う．両側神経温存の場合には両側でこの手技を行い，片側温存の場合には，対側は非神経温存の術式を行い，尿道の切断に進む．

Inter-fascial dissectionは基本的にはintra-fascial dissectionの操作と同様であるが，前立腺被膜を露出せず，prostatic fasciaとperi-prostatic fasciaの間の層を切離するものである．神経の一部は切断される可能性があり，神経温存に関しては部分的な神経温存ともいえる．また，この領域には明確な剥離層はないので，切離しながら術者が層をつくって進むイメージとなる．また，この層は血管が豊富であり出血しやすいが，原則電気メスの使用は避ける．小ヘモクリップを用いて止血を行いながら切離する手技もある．どうしても出血が多い場合には，前立腺遊離後に止血縫合を行うか，タコシール®の貼付で対応する．

Advanced Technique

前立腺底部からの剥離で前立腺被膜の層がわかりにくい場合は，前立腺の前側面2時くらいから，peri-prostatic fasciaを切開し，そこでできるだけ鈍的剥離で前立腺被膜の層に到達し，両方（順行性と逆行性の併用）から剥離を進めてもよい．また，最初からここから剥離を行う手技（逆行性）もある．

DO NOT

逆行性神経温存手技で，前立腺前側面での前立腺被膜に沿った剥離時に，誤って前立腺外腺（辺縁領域）と内腺（移行領域）の間に入ってしまうことがあるので，十分に注意する．

10 尿道の切断

前述のように，筆者は止血のため3-0 V-Loc™でDVCを巻き縫いして腹側に挙上しており，DVCをシザーズにて通電しながら切断する．次いで，前立腺尖部のレベルでcold

図16 神経温存（intra-fascial dissection）による前立腺側方処理
精嚢外側の血管束を結紮・切断後，前立腺底部の3～5時の間で鋭的に前立腺被膜を目指して切離を進め，前立腺被膜表面が露出したら前立腺尖部まで鈍的に剥離を進めることができる．

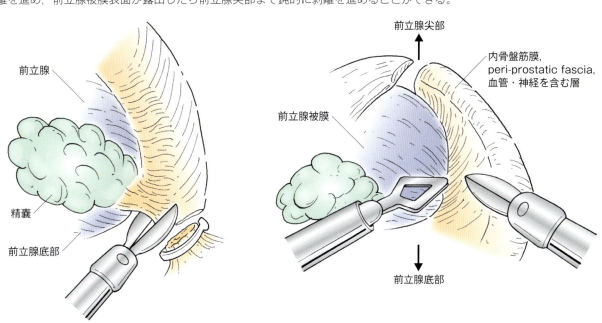

切開（括約筋障害を避けるため電気メスを使用しない）で前立腺尖部の形状に沿って尿道の筋線維（横紋筋性外尿道括約筋）が露出するまで切離・剥離を進め，尿道の前面・側面を剥離する（図17）。神経非温存の場合には，尿道外側の神経血管束を含む組織を凝固切断する。前立腺尖部と尿道移行部の剥離時には，尿道尖部の形態に注意する必要がある。すなわち，尿道尖部の形態には個人差が大きく，足側に釣鐘状に突出したり，あるいは逆に尖部前面で頭側に切れ込んでいたり多様なので，前立腺への切り込みを避け，可及的最大限の括約筋を温存する目的で，尖部の形態を確認したうえで，尿道をcoldで切断する。なお，DVCから出血を見たときは，気腹圧を一時的に15mmHgに上げるとおおむね出血はコントロールされる。直腸損傷の危惧がある場合には，助手が直腸から指を入れるなどで確認する操作を行うのも有用である。

遊離した前立腺は，助手用12mmポートから組織回収バッグ（筆者はエンドキャッチゴールド®を使用）を挿入し，前立腺を袋に入れて，口を締め，体腔内に置く。

> **DO NOT**
>
> ProGrasp™で前立腺底部を把持し頭側に牽引することにより，尖部処理が行いやすくなるが，尿道後面の切断時には前立腺尖部の後面を切り込まないようにすることが重要であるため，前立腺の頭側への牽引を解除し，前立腺を持ち上げたり，横から見たりしながら，前立腺尖部後面の遠位で尿道を切断するよう細心の注意を払って行う。

11 後方再建

術後早期尿禁制の獲得における後方再建の有効性が示されている。Rocco[2]により報告された2層による後方再建が一般的であるが，筆者は1層のみの再建を行っている。すな

図17 尿道の切断
前立腺尖部の形状を確認し，外尿道括約筋を可及的長く残せるようなレベルで，cold切開で尿道を切断するが，前立腺尖部に切り込まないように注意する。

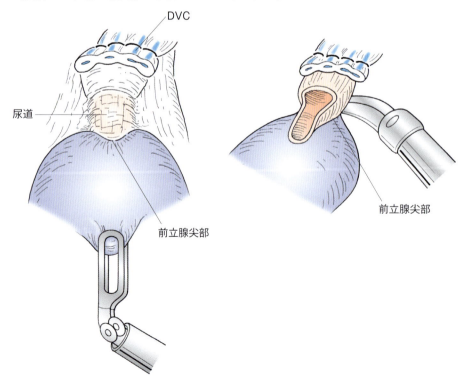

わち，図18に示すように，3-0 V-Loc™を用いDenonvilliers筋膜の尿道側端→同筋膜の前立腺底部での切開縁→膀胱背側縦走筋束(一部膀胱頸部背側の平滑筋も含む)を連続縫合にて3～4回で縫合し，尿道と膀胱頸部を寄せることができる。Denonvilliers筋膜の尿道側端へ針をかけるときは，助手に会陰部を圧迫してもらい，尿道断端部を骨盤腔内に押し出してもらうとかけやすい。後方再建は，尿禁制に対する効果のみならず，尿道膀胱吻合部への緊張を回避する意味でも重要である。

12 膀胱尿道吻合

カメラ30°ダウン，シザーズとフォーセプスをラージニードルドライバに替えて膀胱尿道吻合を行う。筆者は3-0モノクリルを2本連結し，両端針として用いている(片側の長さ15～17cm)。尿道膀胱吻合中の緩みが起こりにくいことから吻合がやりやすく，時間が短縮できるため3-0 V-Loc™を使用する術者も多いが，筆者はV-Loc™糸のノッチによる尿道壁および括約筋損傷のリスク，および尿道を締めすぎるリスクを勘案して，モノクリル®糸を使用している。膀胱頸部が大きすぎる場合には，膀胱頸部を縫縮する(図19a)。

図19bのように尿道5時あるいは7時から吻合を始め，両側で連続縫合を行い，吻合を完成する。モノクリル®糸の場合には，縫合中にそれまでにかけた糸が緩むことが多いので，適宜締め直しながら吻合を行うことが肝要である。また，必ず尿道粘膜および膀胱粘膜に針を通すように細心の注意を払って行う。吻合が終了したら，尿道バルーンカテーテル(当科では18F)を膀胱内に挿入し，閉塞のないことを確認しつつ，また膀胱内に100～150mLの生理食塩水を注入し，吻合部からのリークがないことを確認する。

なお吻合時の針の持ち方，運針の方向などの手順は，各術者で一定の方法を確立してことが確実で短時間の吻合に重要である。

Advanced Technique

尿道膀胱吻合時に尿道側の縫い代は，括約筋損傷を最小限にするため，できるだけ小さくする。そのためには，後壁形成時に膀胱頸部と尿道を緊張がかからない程度に寄せておくことが重要である。

図18 後方再建

3-0 V-Loc™糸にて，膀胱背側縦走筋束切断縁，Denonvilliers筋膜の膀胱側・尿道側切断縁を連続縫合し，後方再建を行う。

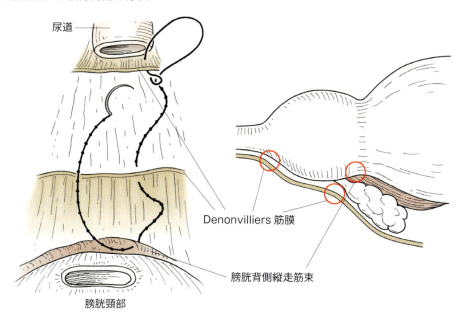

13 前方再建

　前方再建が早期尿禁制獲得に有効であるとの報告もある。膀胱頸部前方の筋層と恥骨前立腺靱帯間の縫合，DVC縫合糸の恥骨への縫合による尿道の腹側への挙上など，さまざまな方法が行われるが[3,4]，筆者は通常，前方再建は行っていない。

14 リンパ節郭清

　最近では，限局的なリンパ節郭清（図20A，あるいは図20B）の意義については否定的な意見が多く，ノモグラムによる判定でリンパ節転移陽性の確立が高い場合には，拡大

図19 膀胱尿道吻合
膀胱頸部が大きすぎる場合には，膀胱頸部を縫縮する(ⓐ)。3-0モノクリルを2本連結し両端針としたもので，6時から両側前面に向けて，膀胱外内・尿道内外の方向に連続縫合を行う。尿道粘膜，膀胱粘膜には必ず糸針をかけ，括約筋損傷を最小限にするため，尿道の縫い代は小さくする(ⓑ)。

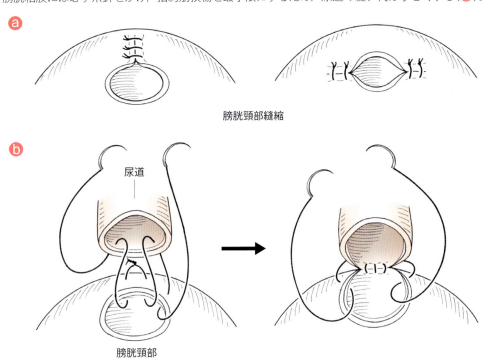

図20 リンパ節郭清
手術過程におけるリンパ節郭清実施順序にコンセンサスはないが，拡大郭清の場合には，Retzius腔展開の前に行うほうが，手術操作が行いやすい。
A：限局郭清，B：標準郭清，C：拡大郭清，C＋D：超拡大郭清

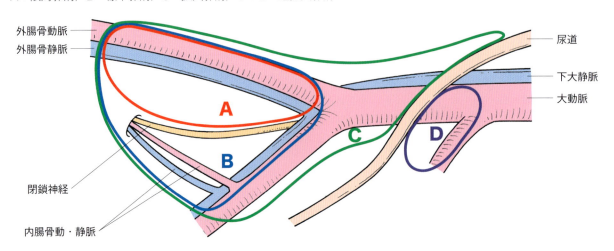

リンパ節郭清が推奨されている（図20C）[5]。

全手術過程におけるリンパ節郭清実施の順序にコンセンサスはないが，筆者は拡大郭清の場合にはRetzius腔展開の前に行っている。拡大リンパ節郭清の範囲を図20Cに示すが[6]，カメラ30°ダウンで，腹膜切開後，総腸骨動脈と交差する尿管を確認し，それより足側を郭清範囲とする。外腸骨動脈・静脈→総腸骨・内腸骨動脈・静脈を露出し，リンパ節郭清を進める。術後のリンパ瘻を防止するため，郭清の遠位端と近位端はHem-o-lok®で結紮する。摘出したリンパ節は袋に入れて，袋を締めて体内に置く。

15 アンドッキング・摘出組織回収

気腹圧を6mmHgまで下げて，術野に出血のないことを確認し，ドレーンを留置する。アンドッキングを行い，体位を水平に戻し，カメラポートから前立腺を入れた袋と，リンパ節を入れた袋を回収し，ポートを抜去，創を縫合して手術を終了する。

> **DO NOT**
>
> ドレーンの種類，位置，数にコンセンサスはないが，ドレーンをロボット鉗子で把持すると，ドレーンの切断・体内への残存につながるので，ロボット鉗子で直接把持しないか，助手の鉗子で把持するよう注意する。

術後管理

当科では，術中の合併症がなければ，翌日から歩行（昼）・食事（夕）を開始，ドレーンは術後3病日に抜去，尿道カテーテルは5病日に造影後抜去し，術後6〜7病日に退院としている。コンパートメント症候群の発生を意識して，下腿の痛みや腫脹のチェック，予想外のヘモグロビン低下があれば術後出血のチェックのためCTを行う。

文献

1) Eichelberg A, Erbersdobler A, et al: Nerve distribution along the prostatic capsule. Eur Urol 2007; 51: 110-8.
2) Rocco B, Gregori A, et al: Posterior reconstruction of the rhabdosphincter allows a rapid recovery of continence after transperitoneal videolaparoscopic radical prostatectomy. Eur Urol 2007; 51 :996-1003.
3) Patel VR, Coelho RF, et al: Periurethral suspension stitch during robot-assisted laparoscopic radical prostatectomy: description of the technique and continence outcomes. Eur Urol 2009; 56: 472-8.
4) Tewari AK, Bigelow K, et al: Anatomic restoration technique of continence mechanism and preservation of puboprostatic collar: a novel modification to achieve early urinary continence in men undergoing robotic prostatectomy. Urology 2007; 69: 726-31.
5) EAU-Guidelines-Prostate-Cancer: https://uroweb.org/wp-content/uploads/EAU-Guidelines-Prostate-Cancer-2016.pdf
6) Ploussard G, Briganti A, et al: Pelvic lymph node dissection during robot-assisted radical prostatectomy: efficacy, limitation , and complications-a systematic review of the literature. Eur Urol 2014; 65: 7-16.

I 前立腺の手術

経腹膜アプローチによるRARP
posterior approach

名古屋市立大学大学院医学研究科医療安全管理学分野教授　戸澤啓一

2012年4月にロボット支援前立腺全摘除術（robot-assisted radical prostatectomy；RARP）は保険適応となり，現在，わが国で急速に普及している。後方アプローチ（posterior approach）の利点は良好な視野で精管・精嚢，前立腺後面の剥離が可能であり，直腸損傷のリスク低減および手術時間の短縮である。また，中葉肥大や大きな前立腺症例での膀胱頸部剥離が容易に行えることも大きな利点の1つである。本項ではわれわれが行っている術式の適応とポイントを概説する。

適応，禁忌

術前病期がT1-2N0M0で，本手術に支障があると考えられる腹部手術既往（直腸癌などの消化器系開腹手術）のない全身麻酔に耐えうる患者を適応としている。

上部消化管の開腹手術既往であれば，後腹膜アプローチでのRARPは可能であるが，操作腔が狭くなり，やや困難な手術となる。虫垂炎，鼠経ヘルニアの手術既往は問題とならない。

術前検査，術前準備

頭低位による眼圧の上昇が問題となることがあり，われわれは，緑内障治療中の患者は必ず，術前に眼科にコンサルトしている。術前検査，術前準備はanterior approachと同様である。

手術のアウトライン

1. 麻酔と体位
2. ポート作成
3. da Vinciロールイン
4. 前立腺後面の剥離
5. Retzius腔の展開
6. 内骨盤筋膜の切開および前立腺尖部の剥離
7. DVCの収束結紮
8. 膀胱頸部の切離
9. lateral pedicleの切断
10. DVC，尿道の切断
11. 膀胱尿道吻合
12. ドレーン留置，da Vinciロールアウト，閉創

※リンパ節郭清は5または10，11の後に施行

手術手技

1 麻酔と体位

全身麻酔下で，砕石位もしくは背臥位とし，両上肢が体幹に密着するよう固定する．ロボットのロールイン直前に極度の頭低位（約27°）とする．

2 ポート作成

最初に，open laparotomy法で臍上（恥骨上約17〜18cm）に12mmのカメラポートを設置する．次に，カメラで腹腔内を観察しながら，da Vinci用トロカーと助手用補助トロカー（12mm）を設置する．第3アームは右側，助手用補助12mmポートは左側に設置している．（図1）

注意点：ポートの間隔は，気腹した状態で，最低8〜8.5cm空けるようにする（da Vinci Xiでは8cmでも可）．

3 da Vinci ロールイン

一般的に，da Vinci SおよびSiの場合は，砕石位とした両下肢の間にペイシェントカートを配置させ，ドッキングする．da Vinci Xiでは，砕石位の必要もなく，パラレルドッキングが可能である．

4 前立腺後面の剥離

ダグラス窩の腸管を十分に頭側に追いやり，ダグラス窩を空虚にする．この場合，S状結腸が腹膜に癒着していることが多いが，リンパ節郭清も考慮し，癒着はしっかり剥離しておく．直腸近傍で精管膨大部付近の腹膜を横切開し（図2），精管，精嚢を剥離・切断する．精管・精嚢周囲の血管は確実に止血することが重要で，特に，精嚢側方の血管はバイポーラーもしくはヘモロック（Hem-o-lok®）で止血する．

図1 ポート位置

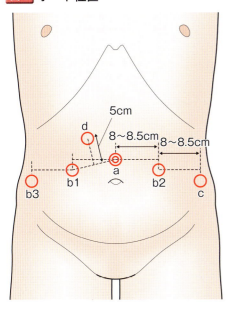

a：カメラポート（12mm）
b1〜3：ロボット8mmポート
c：助手用ポート（12mm）
d：助手用ポート（5mm）

注意点：この部分の止血操作を電気メスで深追いすると，尿管損傷，神経血管束の熱変性などを起こす可能性があるので注意を要する。

　十分に精管・精嚢が剥離できたら，Denonvilliers筋膜を鋭的に切開し，直腸前脂肪に入る（図3）。この段階で前立腺後面は尖部付近までの剥離が可能である（図4）。

注意点：膀胱後面の切開は，精管の走行が追える場合は精管膨大部付近を，追えない場合は直腸前面を確認しながらできる限り下方で切開する。上方での切開は膀胱損傷のリスクが高くなる。Denonvilliers筋膜切開後は，助手のアシスト（精管・精嚢の挙上）が重要である。

5 Retzius腔の展開

　膀胱内に約150mLの空気を注入し，膀胱の輪郭を確認する。腹膜を膀胱の輪郭に沿っ

図2 精管・精嚢へのアプローチ

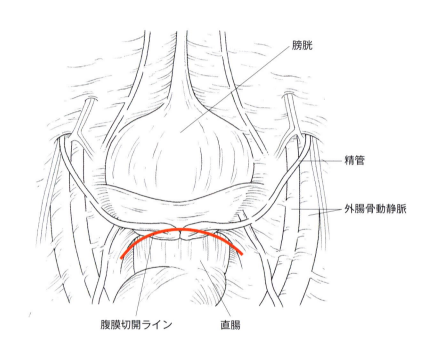

図3 Denonvilliers筋膜の切開

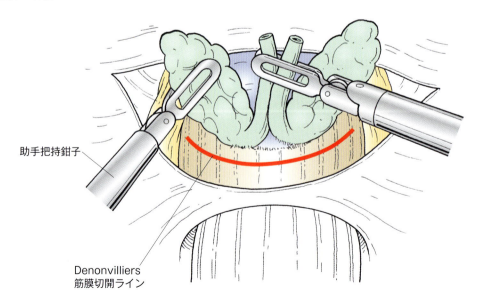

て切開し，尿膜管を切断後，Retzius腔に入る。

注意点：腹膜切開時には，下腹壁動静脈からの出血に注意する必要がある。

6 内骨盤筋膜の切開および前立腺尖部の剥離

内骨盤筋膜は切開というより，削ぐようなタッチで剥離を進める。尿道側面が十分に露出するまで剥離を進め，恥骨前立腺靱帯は前立腺側で切離する。続いて，前立腺前面の脂肪を可能な限り除去する。この過程で陰茎背静脈浅枝をバイポーラで凝固後，切断する。

7 DVCの収束結紮

できるだけ尿道遠位部でdorsal vein complex（DVC）を結紮する。われわれは有棘吸収性縫合糸である2-0 V-Loc™を用いて3重に結紮している。尿道まで針が貫通していないか，助手が尿道バルーンカテーテルの可動性を確認することが重要である。

DVC，尿道切断時に出血がみられれば，その際にDVCを3-0 Vicryl®で結紮止血するので，最初のDVC結紮は無理に深く運針する必要はない。

8 膀胱頸部の切離（図5）

膀胱を頭側へ牽引しつつ，膀胱頸部の切開を進める。縦方向に走る膀胱の筋線維を確認しながら，前立腺との境界を確認し，膀胱前面を切開する。さらに，尿道バルーンカテーテルを腹壁側に牽引しながら，膀胱頸部後面を切開する。

この操作は本術式で最もポイントとなるところで，前立腺に切り込まず，なおかつ膀胱頸部が菲薄化しないよう，注意深く切離を進めることが肝要である。この際，助手による適切な出血，尿の吸引が，剥離面の視野を確保し術者の大きな助けとなる。前立腺に切り込んでしまった場合には，膀胱尿道吻合前に内尿道口のトリミングをしっかり行えばよい。

膀胱後面の疎な結合組織を切開すると，先に剥離した精管・精嚢が露出される。すでに，前立腺後面が十分に剥離されているため，以後の操作は安心して行える。

図4 前立腺後面の剥離

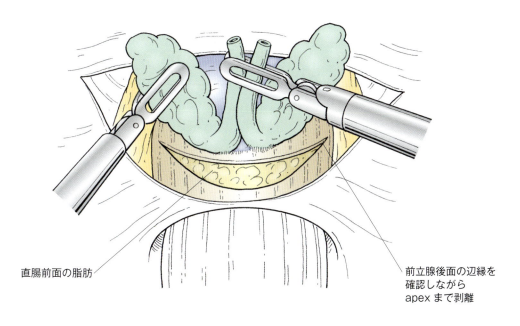

直腸前面の脂肪　　　　　　　　　　　　前立腺後面の辺縁を確認しながらapexまで剥離

9 lateral pedicle の切断(図6)

　精囊を挙上するとlateral pedicleが明瞭となる。膀胱筋層を十分に切離後，左右のlateral pedicleをヘモロックでクリップしながら尖部に向けて切離していく。直腸との間は，すでに前立腺尖部まで十分に剥離がなされており，直腸損傷のリスクは少ない。最近では，エネルギーデバイスを用いて切離を行うことも多くなり，手術時間短縮に役立っている。

10 DVC，尿道の切断

　DVCを切断し，尿道前面を露出させる。神経温存例では，電器メスを用いず，鋭的切離を進める。これで，前立腺は完全に遊離され，腹腔鏡手術用の収納袋に収め，腹腔内の頭側の置いておく。この時点で，DVC，神経血管束からの出血があれば，3-0 vicryl®で結紮止血しておく。気腹圧を下げないよう，DVC切離時に注水して視野を確保する場合は，腸管の浮腫を惹起することがあるので注意を要する。

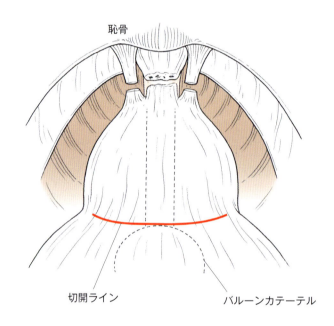

図5　膀胱頸部離断
前立腺の輪郭とバルーンカテーテルにより膀胱頸部を確認する。

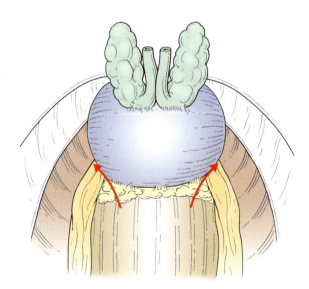

図6　側面の処理
神経温存の有無により剥離ラインは異なる。非温存の場合にはシーリングデバイスまたはHem-o-lok®で止血後，切離していく。

11 膀胱尿道吻合

原則として3-0 PDS®を用いて連続縫合を行っている。縫合糸は約15～17cmずつ両端針化して，6時から時計方向，反時計方向へ縫い上げていく。3針運針後に，ラプラタイ®で弛みを防いでいる。左右に6～7針運針して12時で結紮する。

12 ドレーン留置，da Vinciロールアウト，閉創

尿道バルーンカテーテルを挿入後，固定水を注入せずに膀胱洗浄を行い，洗浄液の漏れがなければドレーンを留置後，組織を体外に取り出し閉創して手術を終了する。

大きな前立腺，中葉肥大症例での利点

膀胱に突出する腫大した前立腺に対して，後方アプローチは利点の多い術式と考えられる。はじめに精管・精嚢を広く良好な視野で剥離でき，さらに前立腺後面も尖部まで剥離が可能である。精管・精嚢を前方から剥離しようとすると，腫大した前立腺が邪魔になり大きな困難を伴う。

Retzius sparing アプローチ

最近では，後方アプローチの進化系として，まったくRetzius腔を展開せず，後方からのアプローチのみで手術を完遂するRetzius sparing アプローチが行われるようになった。手術成績などの今後の評価が待たれる。

文献

1) 戸澤啓一，安井孝周，ほか: 前立腺癌の治療と問題点 《前立腺全摘除術》ロボット支援腹腔鏡下前立腺全摘除術の実際と問題点. 臨泌 2014; 68: 139-43.
2) 安井孝周，戸澤啓一，ほか: 日本人患者150人における精嚢への後方アプローチによるロボット支援腹腔鏡前立腺摘除術の成績. Nagoya Medical Journal 2013; 53: 11-25.
3) 戸澤啓一，安井孝周，ほか:【ロボット支援下手術の現況と未来展望】ロボット支援下前立腺全摘除術 後方アプローチ. 泌尿器外科 2013; 26巻4: 409-13.
4) 戸澤啓一，河合憲康，ほか:【前立腺がんの手術】ロボット支援手術について 多数例の成績 開腹手術，腹腔鏡手術との比較も含めて. Prostate Journal 2014; 1: 9-13.

I 前立腺の手術

後腹膜アプローチによるRARP

天理よろづ相談所病院泌尿器科部長　奥村和弘

　前立腺全摘除術のアプローチには経腹膜アプローチと後腹膜アプローチがある。腹腔鏡手術では後腹膜アプローチで行う施設が多かったが、ロボット支援手術になるとほとんどの施設においては経腹膜アプローチで行われている。

　われわれの施設では拡大リンパ節郭清を要さない症例に対しては、ほとんど後腹膜アプローチで行っている。ここでは後腹膜アプローチでロボット支援前立腺全摘除術（robot-assisted radical prostatectomy；RARP）を行う際のポイント、注意点などを中心に解説する。

適応，禁忌

　経腹膜アプローチでは、20°を超える極端な頭低位が問題になってくる。頭低位により血圧および心拍出量が増加する。心臓弁膜症が一時的に増悪したという報告もある。また頭蓋内圧が上昇し、脳血流の低下を引き起こす危険性があり、脳血管障害の既往歴のある患者には注意が必要になってくる。25°の頭低位で1時間経過すると眼圧が約2倍に上昇するという報告があり、緑内障の患者に対しては禁忌にするか、行うとしても眼科医、麻酔科医と連携し注意して行う必要がある。手術時間が長くなればこれらのリスクはより高まる。後腹膜アプローチでは、ほとんど頭低位にはしないので上記のような症例には良い適応になる。

　次に腹腔内の癒着の問題がある。腹部手術既往のある症例や腹腔内に炎症を起こしたことのある患者は腸管の強い癒着を起こしている可能性があり、このような場合にも後腹膜アプローチは良い適応である。

　後腹膜アプローチではポート位置が全体的に尾側寄りになるため、拡大リンパ節郭清を行うのは困難になる。また経腹膜アプローチに比較し、ポート間の距離が短くなるために骨盤の狭い人では操作性が悪くなる。ある程度経腹膜アプローチで経験を積んでから後腹膜アプローチを開始したほうがよいと考える。

術前検査，術前準備

　後腹膜アプローチ特有の検査や準備はない。経腹膜アプローチと同様である。

手術のアウトライン

1. 麻酔・体位
2. 膀胱前腔拡張・ポート留置
3. endopelvic fasciaの展開
4. 膀胱頸部の離断
5. 精管の切断・精嚢の剥離
6. 直腸前面の剥離・神経血管束の処理
7. 前立腺尖部の処理、前立腺の遊離

手術手技

1 麻酔・体位

　麻酔は通常の全身麻酔である。術中，尿量が多いと手術がやりにくくなるため，輸液量は絞ってもらうようにしている。体位は，da Vinci S，Siの場合には採石位，Xiの場合には仰臥位。頭低位は5°程度で行っている。

2 膀胱前腔拡張・ポート留置

　臍下2，3cmの位置で皮膚切開する。腹直筋前鞘を縦に切開し，腹直筋を左右に分け後鞘を露出する。後鞘に沿って指を入れ，膀胱前腔に指で十分にスペースをつくっておく。da Vinci SやSiではカメラが太くバルーンダイレーターの中に入らないため，カメラを入れずに盲目的に拡張するか，別に腹腔鏡のカメラとモニターを準備して観察しながら拡張するかのどちらかである。ただ腹腔鏡のカメラで観察しながら拡張したほうがしっかりと拡張はできる。拡張のポイントは，外側の腹膜付着部をできるだけ展開することである。下腹壁動静脈の頭外側にポートが留置できるスペースができるまで展開する必要があり，バルーン拡張で不十分な場合には，腹腔鏡操作にて剥離する。

　次にポートを留置していく。**図1**のような扇型の配置になる。da Vinci用ポート4本，助手用ポート1本の計5本である。第3アームは患者右側に置いている。あまり頭側にポートを置こうとすると，腹膜を貫いてしまうため注意を要する。気腹圧は10〜12mmHgでカメラは0°を用いている。

> **DO NOT**
>
> ヘルニア術後や虫垂切除術後患者で，ときに腹膜が癒着しているときがある。このようなときに膀胱前腔のバルーン拡張を強引に行ってしまうと腹膜が裂けてしまうことがある。このような患者のときにはバルーン拡張はゆっくり慎重に行い，展開が悪いときにはあまり無理をせず，腹腔鏡操作にて腹膜の展開を図ったほうがよい。

図1 ポート配置

①カメラ：臍より約2cm尾側
②カメラ創よりPDB™バルーンにて膀胱前腔を拡張
③ポートを留置。展開が悪い場合には，ラパロ操作で腹膜を剥離

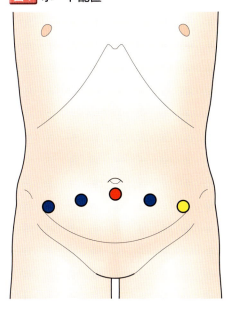
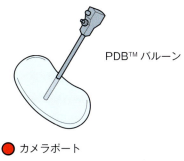

PDB™ バルーン

● カメラポート
● 助手用 10mm ポート
● da Vinci 用ポート

> **DO NOT**
>
> 術中に腹膜が開いてしまうと手前が盛り上がり，手術が非常にやりづらくなる。その原因として多いのは，助手の鉗子の出し入れの際に腹膜を突き破ってしまうことである。助手は鉗子の出し入れの際には，抵抗を感じながら慎重に行わなければならない。

3 endopelvic fasciaの展開

　ペイシェントカートとのドッキング後，前立腺周囲の脂肪組織を除去しその後にendopelvic fasciaの展開を行っている。なるべく筋膜を切開せず，鈍的剝離することで肛門挙筋筋膜の温存を心がけている。膀胱側から前立腺尖部に向けて剝離を行う。前立腺尖部では肛門挙筋が前立腺に強く付着しているが，尖部の形態が確認できるところまで鈍的に剝がしておく。

4 膀胱頸部の離断

　Proximal bunchingを行い，その糸をエンドクローズ™にて体外より腹側に牽引する（図2）。膀胱頸部にしっかりとトラクションをかけるためである。膀胱頸部処理のときは，鉗子の干渉を減らすために1番アーム（Xiでは3番アーム）よりProGrasp™フォーセプス，3番アーム（Xi：4番）よりカーブドシザーズを挿入して手術を行っている。バイポーラ鉗子は2番アーム（Xi：1番）である。

　ProGrasp™フォーセプスで膀胱を手前に牽引し，十分にトラクションがかかった状態で前方より膀胱頸部の切離を行っていく。シザーズで切るというより電気メスにより膀胱の筋層を前立腺より剝がしていくような感じで操作を行う。前立腺の膀胱の筋肉付着部を同定し，この部位に沿って切離を行う。左右バランスよく，外側も十分に処理していく。外側処理時に出血が止まりにくいときがあるが，水をかけながらバイポーラで凝固するとほとんどの出血は止まる。組織が乾燥して焦げ付いてしまわないようにするためである。この操作により尿道前壁が十分に露出したら尿道前壁を切開し，カフを抜いた尿道カテーテルをProGrasp™フォーセプスで把持し腹側に牽引する（図3, 4）。このとき，1番アーム（Xiでは3番アーム）はカーブドシザーズ，3番アーム（Xi：4番）はProGrasp™フォーセプスに入れ替えると鉗子やアームの干渉を防ぐことができる。

図2 バンチング糸による前立腺の吊り上げ

バンチングした糸をエンドクローズ™で腹側に牽引し，膀胱頸部にテンションがかかるようにする。

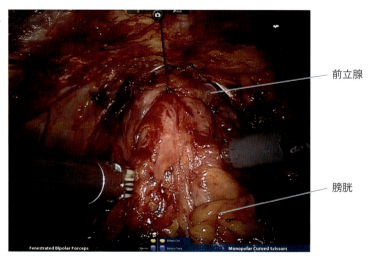

前立腺

膀胱

尿道後壁を切開するときは，膀胱頸部後壁の厚みを意識しながら切開していく。正しい層に入れば牽引により前立腺と膀胱が剥がれていくように剥離される。このとき，膀胱後壁の厚みを確認しながら，剥離ラインが間違っていないかを確かめる（図5）。

　ある程度剥離が進めば，ProGrasp™フォーセプスで直接前立腺を腹側に牽引するとよりテンションがかかって，剥離操作がよりやりやすくなる（図5）。

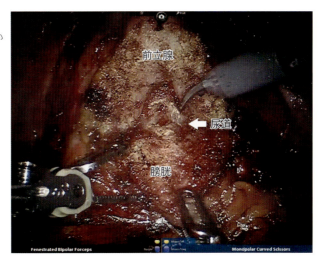

図3 膀胱頸部離断
尿道周囲の処理を十分に行ってから尿道前壁を切開する。

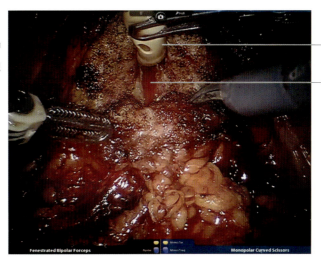

図4 尿道カテーテルによる牽引
3番アーム（Xi：4番）のProGrasp™フォーセプスで尿道カテーテルを把持し，牽引する。

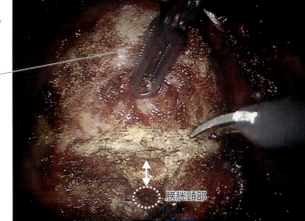

図5 膀胱頸部後面の処理
膀胱壁の厚みを確認しながら行う。

Advanced Technique

どの手術でもそうだがRARPにおいても左手の操作が重要である。特に膀胱頸部の離断時には左手のバイポーラ鉗子の動きが非常に重要になる。止血をするだけではなく、膀胱をつまんで手前に牽引しテンションをしっかりとかけたり、前立腺と膀胱の境界をこするような動きをすることで切離ラインを明確にしたりと、左手の動きがライン出しには重要な役割を果たす。

Advanced Technique

後腹膜アプローチでは、ポート間の距離が短くなるために鉗子やアームの干渉が起こりやすい。そのために本文にも記したが、状況に応じてProGrasp™フォーセプスを1番アーム(Xi：3番アーム)、3番アーム(Xi：4番)に入れ替えて行っている。基本的にProGrasp™フォーセプスで対象物を下方向に牽引したり、押さえたりしたいときには、ProGrasp™フォーセプスは1番アーム(Xi：3番アーム)を使う。逆に対象物を腹側に持ち上げて牽引したいときには3番アーム(Xi：4番)を用いることで干渉を防ぐことができる。

5 精管の切断・精嚢の剥離

膀胱と前立腺が離れていくと精管や精嚢を覆う筋膜が出てくる(図6)。これを切開し、ProGrasp™フォーセプスで精管を把持し、精管をできるだけ遠位まで剥離し切断する。精管を切断した位置から外側に剥離を進める。神経温存を意図しないときには、精嚢は周囲組織を付けたまま処理していく(図7)。特に精嚢の基部はしっかりと神経血管束(neurovascular bundle；NVB)を付けた状態で処理することが重要である(図8)。

6 直腸前面の剥離・神経血管束の処理

ProGrasp™フォーセプスで精嚢を把持、牽引し、神経血管束の処理を前立腺尖部方向に進めていく。正中側ではDenonvilliers筋膜を切開し、直腸と前立腺の間を剥離していく。しっかりトラクションがかかった状態で手前より切開と鈍的剥離を繰り返していけば、直

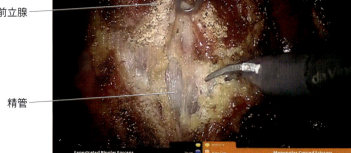

図6 膀胱・前立腺間の処理
膀胱・前立腺間の処理を進めると筋膜につつまれた精管・精嚢が見えてくる。

図7 精囊外側の処理
周囲組織を付けたまま精嚢の剥離を行う。

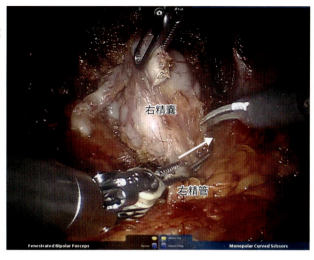

図8 精囊基部の処理
精嚢にNVBを付けた状態で処理していく。

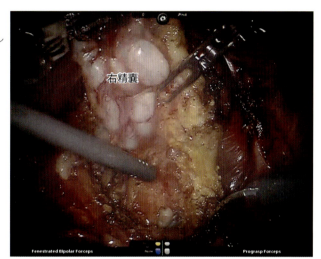

腸の癒着があっても安全に操作が行える。最初はProGrasp™フォーセプスで精嚢を牽引するが，処理が進んでいけば前立腺に付着しているNVBを把持牽引するとよりテンションがかかりやすい。十分に前立腺尖部までこの処理を行う。

7 前立腺尖部の処理，前立腺の遊離

Distal bunchingを行う。恥骨前立腺靱帯を残すように運針している。この糸もまたエンドクローズ™により体外より腹側に牽引している。

1番アーム（Xi：3番アーム）はProGrasp™フォーセプス，3番アーム（Xi：4番）はカーブドシザーズで行っている。ProGrasp™フォーセプスで前立腺を頭側に牽引しておく。バイポーラ鉗子で前立腺尖部を左右に動かし，前立腺尖部の形態を確認しながら，電気メスの切開および鈍的剥離を併用しながら処理を進めていく。このとき，前立腺尖部に付着している筋などの周囲組織はできるだけ尿道側に温存するようにする。これにより尿道も長く残り，尿禁制の維持に貢献する（図9）。尿道を前立腺寄りで切開し，その後，前立腺を左右に回し，側方からの視野で前立腺尖部後面の処理を行う。側方視野で確認しながら前立腺に切り込まないように気をつける（図10）。

遊離した前立腺は回収袋に入れ，膀胱の上に置き次の吻合へと移る。ただ骨盤が小さかったり前立腺が大きかったりして操作の邪魔になるときには，いったん体外に摘出してから吻合操作に移る。

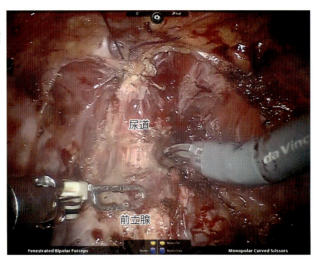

図9 前立腺尖部処理
周囲組織をなるべく温存し，尿道を長く残す。

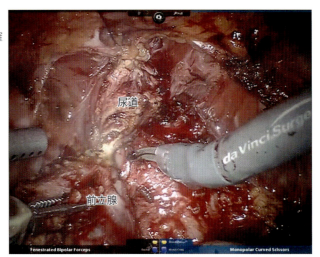

図10 前立腺尖部後面の処理
側方からの視野で前立腺の形を確認しながら行う。

術後管理

　術翌日に食事，歩行開始。術後2日目にドレーン抜去，術後4，5日目に膀胱造影後に尿道カテーテル抜去。抜去後1〜2日排尿状態を観察し，問題なければ退院とする。術後1カ月程度は力んだりきばったりすることは極力控えてもらう。

I 前立腺の手術

確実な膀胱頸部処理の工夫

順天堂大学大学院医学研究科泌尿器外科学　北村香介
順天堂大学大学院医学研究科泌尿器外科学教授　堀江重郎

　前立腺癌に対して行われるロボット支援膀胱全摘除術（robot-assisted radical prostatectomy；RARP）はda Vinci Surgical Systemの普及により一般的に行われる術式となった。RARPにおいては順行性に前立腺摘除操作を行うことが多く，尖部処理に先だって膀胱頸部の処理を行う必要がある。膀胱頸部の処理の際に，膀胱頸部と前立腺の堺を見極める有用な解剖学的なランドマークが少なく，前立腺肥大症など前立腺の形態により難易度が大きく変化する。これらのことがRARPにおける頸部離断の操作，特に膀胱頸部後面の剥離操作を最も難易度の高い手順の1つとしている。離断面が膀胱側に寄りすぎれば膀胱頸部が不必要に大きく開口し，前立腺に寄りすぎれば腺組織への切り込みが生じてしまう。また，膀胱頸部を温存することが，早期の尿失禁回復へ関与するとの報告は多くあり，術後のアウトカムに影響を及ぼす手技でもある。今回，不必要な膀胱頸部の開口を伴わない確実な膀胱頸部処理を紹介する。

膀胱頸部の解剖

　膀胱頸部横断は，RARPを実施する場合の最も困難なステップの1つである。前立腺組織の不完全な除去または膀胱頸部の不要な切除をしてしまう危険があり，膀胱頸部機能不全につながる可能性がある。確実な膀胱頸部処理を行う際には，膀胱頸部の解剖学的理解が必要となる。

　膀胱頸部の前部および後部領域3層からなる筋層により内括約筋として機能しており，尿道壁に連続する粘膜下縦走筋，排尿筋の遠位継続としての輪状筋および外部縦走筋を含む（図1）。膀胱頸部の中央部には，輪状筋が豊富な細い筋束で構成されており，これら

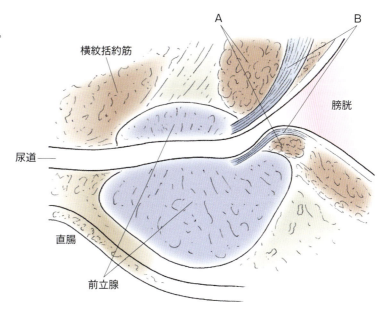

図1 前立腺膀胱頸部断面
膀胱頸部の筋の走行を示している。
A：輪状筋，B：粘膜下縦走筋。

の束は，膀胱頸部背側においてより薄く輪状になっている（図1A）。粘膜下縦走筋の線維は，前壁でより厚く，豊富に認められる[1]（図1B）。外部縦走筋は外側に位置しており，膀胱後壁においては三角部深層の筋線維と協調して膀胱頸部の閉鎖を補助している[2]。前壁側の外部縦走筋は，比較的緩いコラーゲン組織を伴い膀胱頸部を越えて，尿道壁付近の横紋括約筋まで付着し，detrusor apronとして称されている[3]（図2）。これらの組織は，膀胱頸部にアプローチする場合に一部切開する必要があるが，側方や外側では愛護的に剥離を進め，膀胱後壁の厚さを維持して膀胱頸部離断を行うことは重要と考えられる。

膀胱頸部離断の手技（膀胱頸部腹側）

腹腔内からのアプローチの後，Retzius腔を展開して順行性に膀胱頸部処理を行う。膀胱頸部へ到達する際に，周囲の前立腺前面の脂肪組織を除去し，恥骨前立腺靱帯および内骨盤筋膜を確認しておく必要がある（図3）。われわれの施設では神経非温存の場合は先に内骨盤切開し，恥骨前立腺靱帯を切除後にdorsal vein complex（DVC）を収束結紮切断している。神経温存の場合には，内骨盤筋膜を切開せずに恥骨前立腺靱帯のみを切断し

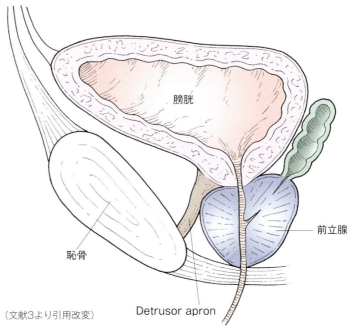

図2 Detrusor apron
Detrusor apronと称される比較的緩いコラーゲン組織が膀胱頸部を越えて，尿道壁付近の横紋括約筋まで付着している。

（文献3より引用改変）

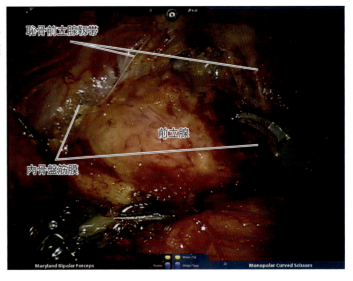

図3 恥骨前立腺靱帯・内骨盤筋膜の確認
術中所見。前立腺周囲の脂肪を除去し，前立腺・恥骨前立腺靱帯・両側の内骨盤筋膜が確認できる（順天堂医院にて撮影）。

DVCの収束結紮切断を行っている。DVCの収束結紮切断には45 mm EndoGIA™-stapler（Ethicon, Somerville, NJ）を用いている。恥骨前立腺靱帯とDVCを先に切断することで，前立腺と膀胱の可動性を得ることができ，膀胱頸部を確認する際の牽引が有効になる（図4）。バルーンの出し入れなどを行い，膀胱頸部の位置をある程度確認したうえで頸部離断の手技に入る。

第3アーム（ProGrasp™）を使用して膀胱前側のドームを牽引することにより，膀胱頸部に張力が生成される。この動きは，detrusor apronが牽引されることでその遠位側が隆起部を形成するため，膀胱頸部切開部の切開点のランドマークとしての役割を果たす。また前膀胱に張力がかかるため，膀胱頸部切開の全体にわたって一定の牽引する力が働き，前立腺膀胱付着部の層の確認が可能になる。つまり牽引されている膀胱に対して前立腺が垂直方向に剥離され，その角が前立腺膀胱付着部の層となる[4]（図5）。

内尿道口付近まで膀胱頸部離断を行うと，筋線維の走行が輪状から縦走となり，粘膜下縦走筋の線維として尿道が確認できる。前立腺尿道に移行する膀胱頸部の線維が正中線で確認されると，鋭的，鈍的な切開を組み合わせて，膀胱括約筋を解剖学的に保存して膀胱筋線維を前立腺から掻き分ける。尿道が両側に凹状の輪郭を形成し浮き上がるように確認できる（図6）。ここで尿道を切開して尿道カテーテル抜去して，膀胱頸部背側の離断に入る。

膀胱頸部離断の手技（膀胱頸部腹側）

膀胱頸部腹側の温存が行われており，内尿道口付近での切開をすると内尿道口背側の確認は容易であり，膀胱頸部を広げないように切開する（図7）。膀胱頸部背側の粘膜を切開したところでProGrasp™にて前立腺の基部を上向きに牽引し，助手の把持鉗子にて膀胱頸部の先だって切離した後唇を把持して逆張力を与える（図8）。この際に助手が膀胱

図4 ProGrasp™にて膀胱前側のドームを牽引
ⓐ模式図，ⓑ術中所見（順天堂医院にて撮影）。
ProGrasp™にて膀胱前側のドームを牽引することにより，遠位側が隆起部を形成するため，膀胱頸部切開部の切開点のランドマークとしての役割を果たす。

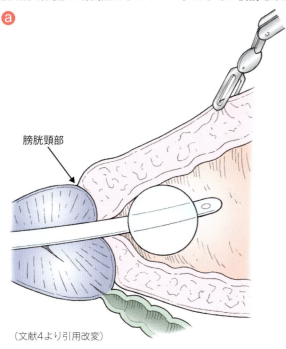
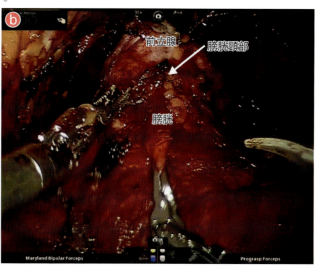

（文献4より引用改変）

図5 前立腺膀胱付着部の層の確認
ⓐ模式図，ⓑ術中所見（順天堂医院にて撮影）。
膀胱頸部切開の全体にわたって牽引する力が働き，前立腺膀胱付着部の層の確認が可能になる。
ⓑでは術中に前立腺が垂直方向に剥離され，前立腺膀胱付着部の層が確認される。

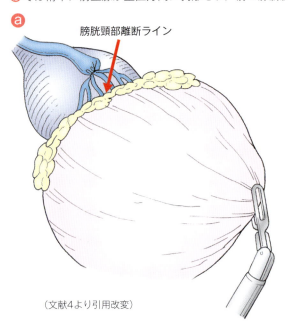
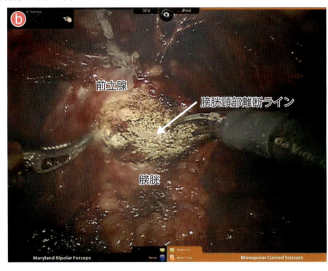

（文献4より引用改変）

図6 尿道の確認
術中所見（順天堂医院にて撮影）。
ⓐ筋線維の走行が輪状から縦走となり，粘膜下縦走筋の線維として尿道が確認できる。
ⓑ膀胱筋線維を前立腺から掻き分け，尿道が輪郭を形成し浮き上がるように確認できる。

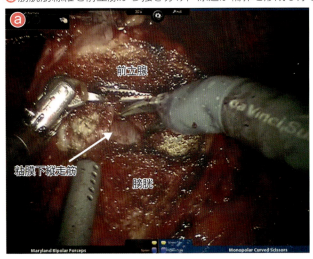
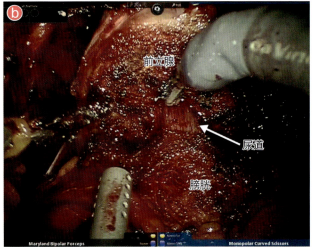

粘膜を損傷することなくしっかりとした牽引が膀胱頸部に適用されることで，前立腺膀胱付着部背面の剥離が可能となる。

　膀胱頸部背側の剥離は原則として膀胱壁の厚みを確認しつつ切開を行うべきであり，不用意な切開にて前立腺または側茎の血管からの出血を引き起こすおそれがある。術中のランドマークとして，retrotrigonal layerが挙げられる[5]。これは膀胱頸部背側を切開した際に遭遇する縦走する筋束であり，膀胱平滑筋の外側縦走筋に由来する。retrotrigonal layerを鈍的または鋭的に切離すると，前立腺後面の精囊・精管への境界を画定する脂肪組織に剥離が続く（図9）。この際に助手が膀胱頸部背側を後下方向に牽引することで，

図7 内尿道口の切開

術中所見。内尿道口での切開を行い，尿道粘膜と切開すべき膀胱頸部背側を確認している（順天堂医院にて撮影）。

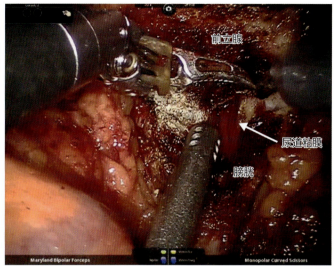

図8 膀胱頸部後唇を把持

ⓐ模式図，ⓑ術中所見（順天堂医院にて撮影）。
ProGrasp™にて前立腺の基部を上向きに牽引し，助手の把持鉗子にて膀胱頸部の先だって切離した後唇を把持。

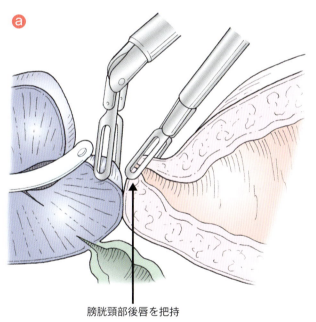
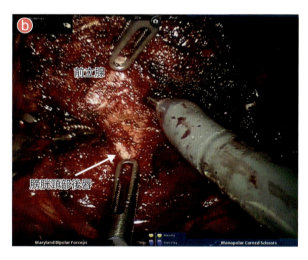

膀胱頸部後唇を把持

（文献4より引用改変）

retrotrigonal layerも後縦方向に引かれ可能な限り温存される[6]。精管が同定できば，膀胱頸部が温存された状態で精嚢・精管の剥離やDenonvilliers筋膜の切開など手技を進めることが可能となる。

前立腺肥大症での頸部離断手技

RARPにおける膀胱頸部離断は，前立腺の大きさおよび形状，ならびに膀胱壁の厚さなどに顕著に影響を受ける。特に加齢に伴う男性の前立腺体積の増加や前立腺中葉の突出による膀胱頸部の形態変化は，RARPの手技をより困難にする。前立腺肥大を有する男性の膀胱頸部筋形態の組織学的変化の報告はあり，これらの組織学的な変化も手術手技に影響

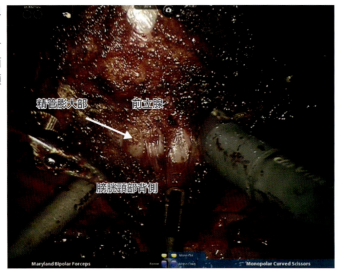

図9 精嚢・精管への境界を画定

術中所見。retrotrigonal layerを切離することで，前立腺後面の精嚢・精管への境界を画定（順天堂医院にて撮影）。

を及ぼす。前立腺容積の増加は，膀胱頸部におけるコラーゲン線維の増加および筋肉束の菲薄化と有意に相関し，膀胱頸部背側の筋肉は線維化によって徐々に影響を受け，円形筋肉線維は薄くて断片化すると報告されている[1]。

　膀胱頸部腹側の離断の際は，前立腺体積にかかわらずProGrasp™にて膀胱を牽引し，detrusor apronをテント上にすることで切開点の識別を可能にする。鈍的切開と鋭的切開を細かく繰り返し，前立腺尿道を形成するために漏斗状の縦方向前方膀胱頸部線維の同定まで，前立腺膀胱付着部の層で剥離を行う[7]（図10）。この際，前立腺体積に依存し剥離面積は増えるので，前立腺膀胱付着部の両側もメリーランドでの止血を行いながら切開することによって，少なくとも180°の前方周囲の膀胱頸部切開およびより明確な中葉識別が可能になる（図10b）。

　尿道を切開するとやや広めに膀胱頸部が解放される。この際に前立腺中葉の突出を確認して膀胱頸部背側を切開して，ProGrasp™にて把持する（図11）。こうすることで前立腺基部と膀胱頸部背側との間に解剖学的平面からテントが張られ，切離すべき層がより明確に識別される。

膀胱頸部温存での尿失禁回復と制癌性

　前立腺全摘除術において，膀胱頸部温存での術式に対して非温存群では術後尿禁制回復期間の延長が認められると報告されており[8]，RARPにおいても同様の結果が報告されている[6]。

　Friedlanderらの報告から，膀胱頸部温存の術式は非温存群と比べ，尿失禁の回復が早かったのみならず，術後の吻合部リークが少なく入院期間も短くなったとしている。また，制癌性については，膀胱側の切除断端陽性率は非温存群と比べ差はなく，根治性に差はなかったと報告されている[8]。RARP後の尿失禁回復にかかわる因子については，さまざまのものがあり病態生理が理解されているとはいえない。また，膀胱頸部の正確な解剖学的構造および尿禁制保持への影響は，明らかにすることが困難であるとされている[8]。しかし膀胱頸部の保護は，膀胱頸部の筋肉，すなわち3層の筋層（粘膜下縦走筋，輪状筋，外部縦走筋）を保護することが，早期の尿失禁回復に関与すると考えられている[9]。膀胱頸部温存の制癌性についてはいくつかの報告があるが，いずれにおいても断端陽性率は非温存と比べ差を認めておらず，meta-analysisにおいても差を認めなかった[8]。

図10 前立腺膀胱付着部の剥離

ⓐ模式図，ⓑ術中所見（順天堂医院にて撮影）。
前立腺肥大症例でのProGrasp™による膀胱牽引。前立腺尿道を形成するための漏斗状の縦方向前方膀胱頸部線維の同定までの剥離（ⓐ→）。

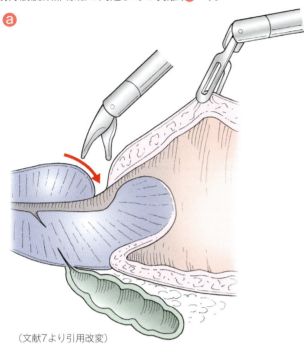
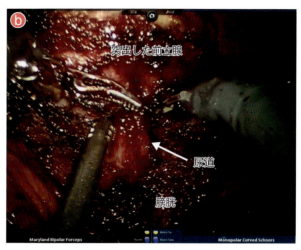

（文献7より引用改変）

図11 前立腺基部と膀胱頸部背側との間を確認

ⓐ模式図，ⓑ術中所見（順天堂医院にて撮影）。
前立腺中葉の突出を確認して膀胱頸部背側を切開しProGrasp™にて把持。前立腺基部と膀胱頸部背側との間を確認。

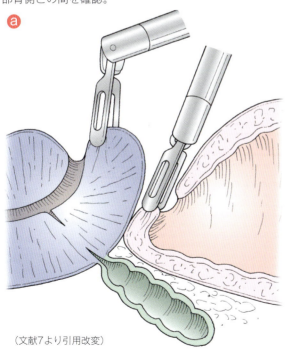
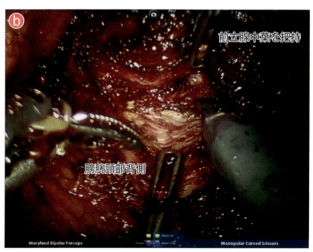

（文献7より引用改変）

文献

1) Hinata N, Miyake H, et al: Bladder Neck Muscle Degeneration in Patients with Prostatic Hyperplasia. The Journal of urology 2016; 195(1): 206-12.
2) Walz J, Burnett AL, et al: A critical analysis of the current knowledge of surgical anatomy related to optimization of cancer control and preservation of continence and erection in candidates for radical prostatectomy. European urology 2010; 57(2): 179-92.
3) Myers RP: Detrusor apron, associated vascular plexus, and avascular plane: relevance to radical retropubic prostatectomy--anatomic and surgical commentary. Urology 2002; 59(4): 472-9.
4) Freire MP, Weinberg, et al: Anatomic bladder neck preservation during robotic-assisted laparoscopic radical prostatectomy: description of technique and outcomes. European urology 2009; 56(6): 972-80.
5) Tewari A, El-Hakim A, et al: Identification of the retrotrigonal layer as a key anatomical landmark during robotically assisted radical prostatectomy. BJU international 2006; 98(4): 829-32.
6) Friedlander DF, Alemozaffar M, et al: Stepwise description and outcomes of bladder neck sparing during robot-assisted laparoscopic radical prostatectomy. The Journal of urology 2012; 188(5): 1754-60.
7) Huang AC, Kowalczyk KJ, et al: The impact of prostate size, median lobe, and prior benign prostatic hyperplasia intervention on robot-assisted laparoscopic prostatectomy: technique and outcomes. European urology 2011; 59(4): 595-603.
8) Ma X, Tang K, et al: Bladder neck preservation improves time to continence after radical prostatectomy: a systematic review and meta-analysis. Oncotarget 2016; 7(41): 67463-75.
9) Myers RP: Practical surgical anatomy for radical prostatectomy. The Urologic clinics of North America 2001; 28(3): 473-90.

I 前立腺の手術

ナビゲーションによるRARP

京都府立医科大学大学院医学研究科泌尿器外科学　本田俊一朗
京都府立医科大学大学院医学研究科泌尿器外科学准教授　沖原宏治
京都府立医科大学大学院医学研究科泌尿器外科学教授　浮村　理

　ロボット支援前立腺全摘除術（robot-assisted radical prostatectomy；RARP）は、一般的な術式となり、出血や尿失禁などの合併症の改善には貢献しているが、癌制御・性機能温存・費用対効果なども含め、目標としていたさまざまな課題は未解決のままである。現行のロボット手術の技術的な限界には、触覚のフィードバックが欠如していることを含め、内視鏡的アプローチで癌治療をするがゆえの限界が指摘できる。すなわち、内視鏡の視覚的情報のみに頼っているがゆえに、膀胱頸部の切断、neurovascular bundle（NVB）の温存、apexの切除などでの癌断端陽性率の改善には、限界があることが容易に想像できる。特に、前立腺被膜に接する度合いが大きい癌では、extra-prostatic extensionの可能性が高い[1, 2]ので、外科的切除断端陽性リスクが増大する。

　経直腸的超音波断層法（transrectal ultrasonography；TRUS）は前立腺癌の診断と治療に広く使用されている。筆者らは腹腔鏡下前立腺全摘除術中のリアルタイムのTRUSナビゲーションにより、内視鏡で見える情報に加えた術中情報を提供でき、切除断端陽性を減少させ、NVBの温存にも有用であることを報告してきた[3〜5]。リアルタイムのTRUSナビゲーションは、生検で指摘された癌に対応する低エコー領域（hypoechoic lesion；HEL）の同定に有用であるだけでなく、MRIで可視化された主要病巣の3次元的な位置を、泌尿器科医自身で確認することも可能である[6]。

　本項では、da Vinciロボット支援前立腺全摘除術におけるimaging navigationについて、TRUS navigationならびに前立腺癌の3次元的局在部位を勘案したTilePro™機能の利用を含めて論説する。

TilePro

　TilePro™機能は、コンソールにおいて術者が見る画面において、内視鏡imageに加えて複数のimageを同時に映し出す機能である。内視鏡による術野に加えて、リアルタイム超音波画像やデジタル化したnavigation画像〔前立腺三次元位置情報の観点からの癌病巣局在診断（Cancer-3D-mapping）〕を、同時に術者が確認することが可能となる（図1）。

　超音波機器本体（real time imageをnavigationする目的）とfusion-biopsy DICOMデータをda Vinciのビジョンカートに接続する。da Vinciとビジョンカートの背面にビデオ入力および出力ベイが標準装備されている（図2）。

　S機種に関しては、DVI-D（デジタル方式）、並びにSビデオ方式が付属機能として搭載されており、Si、Xi機種に関しては、上述2種に加えてserial digital interface（SDI）方式が新たに搭載された。

図1 navigation画像

中央に術野，左下にTRUSのリアルタイム画像（縦断像操作），右下にはMRI/TRUS-fusion-biopsyで得られたbiopsy trajectory（緑色で表示）と癌病巣部位（赤色で表示）を，同時に視認することができる。

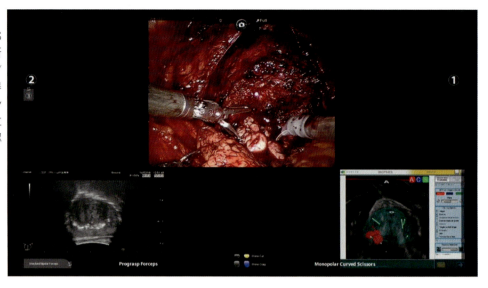

図2 ビジョンカート背面

ビジョンカート背面の左側にあるコアが4つあり，TilePro入力が2カ所（あとの2つは出力ベイ），標準装備されている。

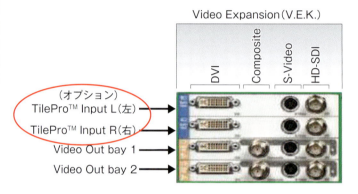

ナビゲーションを応用している surgical point

癌の局在と前立腺被膜の位置関係

術中TRUSでHELが描出される場合には，同部位の切離操作中に前立腺表面と病巣の位置関係を確認できる。実際にMRIで可視化されたProstate Imaging Reporting and Data System(PI-RADS)4 or 5の病巣の大部分は，TRUSでHELとして確認できる[7]。特に，病巣が，前立腺表面と接するcontact length（被膜部位の低エコー領域が描出される距離）が長い症例では，より前立腺外縁から離れた切離面を選択することで，外科的断端陽性が回避できる可能性がある[1,2]（図3）。逆に腫瘍がない部位においては，神経血管束の温存を予定する際，より前立腺外縁に接する切離面をとって機能温存を最大限にするように心がける。

膀胱頸部の切開

膀胱頸部と前立腺基部間の切離の際，中葉肥大の有無の確認，精管や精嚢の位置の確認，切離の方向性や深さの確認作業，第1助手の吸引管の先端の3次元的位置の確認などにTRUSナビゲーションが手術支援になる（図4）。

図3 癌の局在と前立腺被膜の位置関係の確認

前立腺右葉に低エコー領域を認める。被膜に接するcontact lengthが長く，被膜浸潤の可能性が示唆される。このような症例では被膜面から離して切離を心がけることが肝要である。

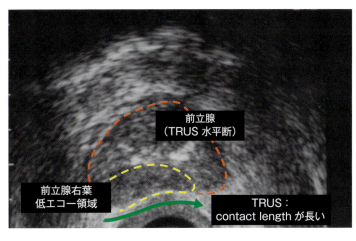

図4 リアルタイムのTRUS画像を術中に映し出している様子

ⓐ膀胱頸部前壁寄りを操作しているscissors先端（矢印），ⓑ膀胱頸部後壁寄りを操作しているscissors先端（矢印）。手術器具を描出することでより正確な切離面を提示できている。

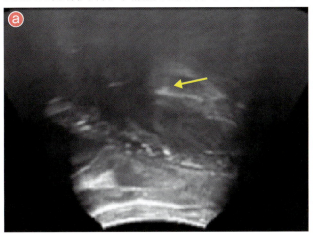
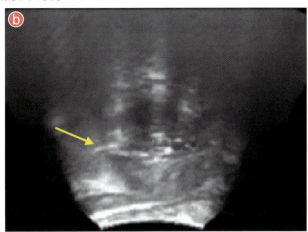

神経血管束の同定

神経血管束のvascular imageを同定しながら，神経血管束の走行を把握することが可能である。Doppler機器に搭載されているfast fourier transform（FFT）解析を用いて神経血管束内部の動脈ないし静脈の波形を確認することにより，神経血管束の温存の程度も確認可能となる（図5，6）。

前立腺尖部の個体差の確認

前立腺尖部の形状は，個体によってさまざまであり，尿道括約筋の温存および尖部における癌断端陽性を回避するためには，尖部の形状が把握されていることは機能温存および癌制御の両面から意義があると思われる（図7）。

図5 術中navigationの横断像（cT2aN0M0症例）

ⓐ Doppler artifactではないことを確認するためにNVBの拍動性のvascular flowを確認している。

ⓑ 同じ症例の前立腺基部のDoppler画像である。前立腺右葉のHELとNVB間に距離があることを確認できたため，NVBの温存が可能であった。

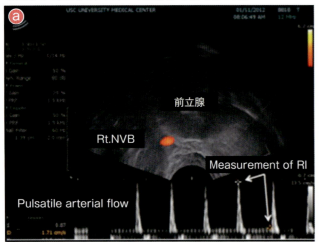
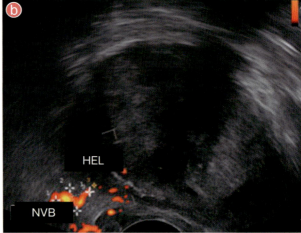

図6 術中TRUSナビゲーションの横断像（cT3aN0M0）

前立腺基部寄りの右葉において，被膜浸潤を伴うHELに接したNVBがDopplerにより描出されており，この症例ではNVBはsacrificeした。

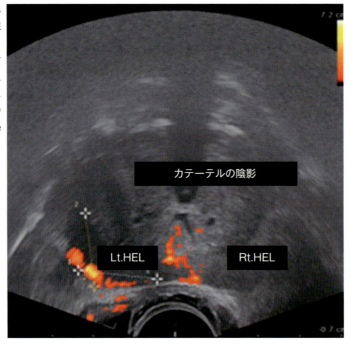

図7 バンチングテクニックの一場面

前立腺尖部に運針した様子（黄矢印）を縦断像でも確認している（青矢印）。運針された針がリアルタイムに点状の高エコー像として描出されることを確認し，前立腺内部に運針されていないことを確認する。

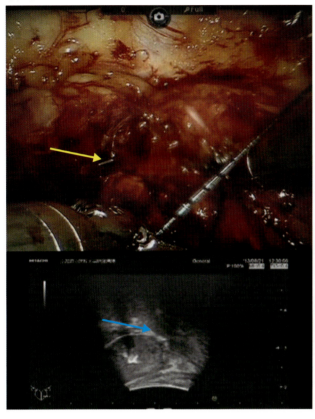
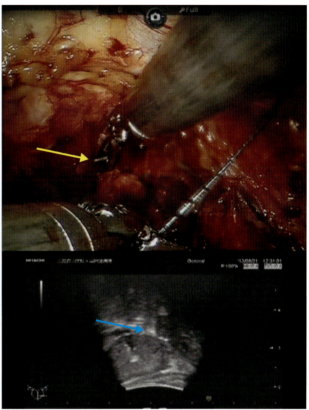

当施設における RARP 時のナビゲーション

　開腹術・腹腔鏡手術では患者を開脚位とすることができたため，navigatorの助手のポジショニングが容易であった。RARP手術では，ロボットがあるため助手の入るスペースがなく，従来の経直腸プローブではプローブ固定が難しいという課題があった（**図8**）。ラパロ用に開発されたDrop-typeプローブは約4cm弱の長径であり，術前にプローブを直腸に挿入しておき固定することが可能である点で，簡易法である（**図9,10**）。

TRUS ナビゲーション画像

Posterior approachにおける腹膜切開から後腹膜への到達時の操作

　Posterior approachにおいて，精囊の後面に到達しようとする場合を示す（**図11**）。図では精囊の位置をTRUSで提示することで，まだ内視鏡画面で確認できない精囊の位置を術者に提示しつつ，scissorsの角度や先端の位置を高エコーに示して確認することができる。

図8 従来の超音波 navigator

下図のように超音波 navigator が入れるスペースがロボット支援手術（da Vinci S, Si）では患者の開脚部にない。

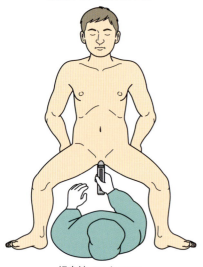
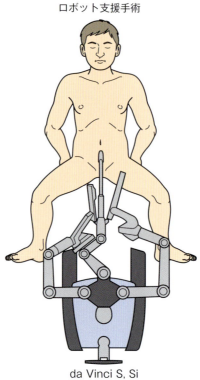
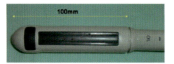

図9 日立アロカ社製の指型プローブ

EUP-F334 探触子を直腸内に挿入して大腿部でテープ固定。助手が先端をコントロールし，前立腺および周囲組織の縦断走査画像を得る。

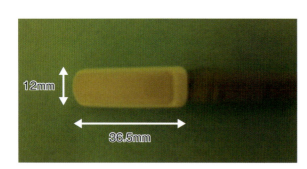
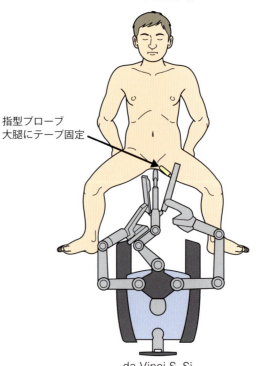

図10 プローブの位置調整
コンソール右の画面を navigator が確認し,術者が確認した surgical point を超音波上で視認できるように,プローブの位置調整を行っている。

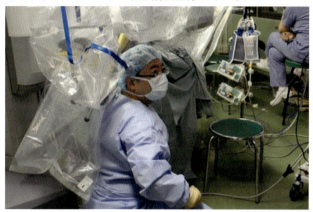
navigator

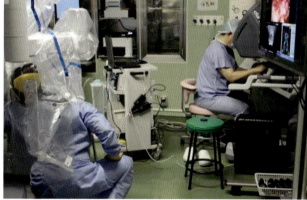
術者と navigator

図11 後腹膜への到達時の TRUS ナビゲーション
TRUS:鉗子(黄矢印)と精嚢(青矢印)
ⓐ 後腹膜を精嚢の位置を確認しながら横切開。
ⓑ 精嚢を後腹膜から引き出している。

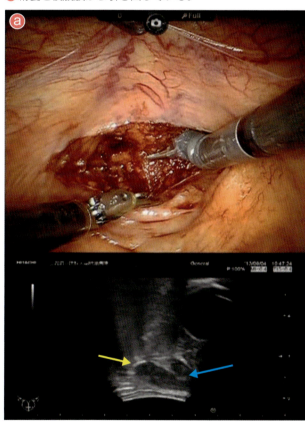
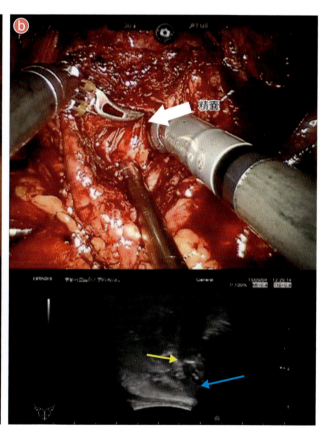

膀胱頸部離断の位置情報

　鉗子の接触面(高エコーな点)や尿道バルーンカテーテルとの位置関係,膀胱頸部離断の切離面が,膀胱・前立腺境界部に位置していることなどの確認を行うことができる(図12,13)。中葉肥大の存在を事前に確認することも可能で,頸部後面の切離の深さや精管の位置を,提示できる。

図12 膀胱頸部の離断時のTRUSナビゲーション

黄矢印は描出された鉗子を示す。青矢印は尿道カテーテルを示している。

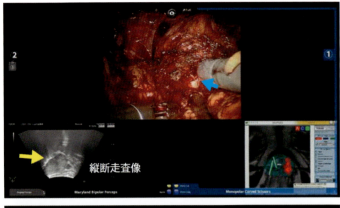

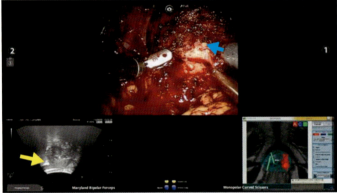

図13 膀胱頸部の剥離操作

留置バルーン（青矢印）と前立腺の位置関係を見ながら高エコーに描出される鉗子（黄矢印）の角度や深さに留意する。

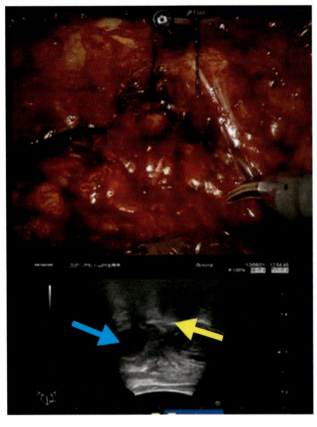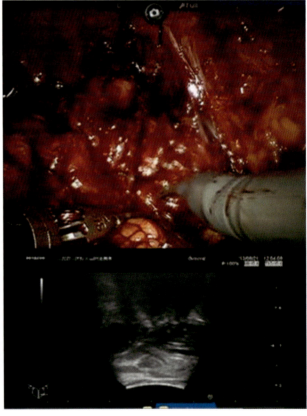

黄矢印は描出された鉗子を示す。青矢印は尿道カテーテルを示している。

精嚢・直腸の位置

精嚢・直腸の超音波画像による認知は容易であり，前立腺を挙上した際など，直腸がそれに引っ張られてテント状に吊り上がった状態などが容易に観察できる。これらの剥離操作の過程において，周囲臓器損傷の回避など，安全性の確保にも役立つ場合がある。

神経温存術における統合ナビゲーション

われわれはTRUS-MRI-fusion biopsyを施行し，Cancer mappingを作成できた症例において（図14），3次元的な癌病巣の位置をmappingした3次元モデルを作成している[8, 9]。

> **Advanced Technique**
> **partial nerve sparing technique**
> 癌のlocationおよび，局所浸潤の危険性によっては，神経温存より癌制御を優先させるべき状況がしばしばある。前立腺右葉に癌があり，NVBを残すには基部ではより外側からアプローチし，尖部ではより内側でアプローチすることが必要となる。前立腺の回旋に応じた3D-mappingの追随が可能である（図15～17）。

図14 3D画像作成
生検時のTRUSガイド下生検においての癌病巣の3次元位置をMRI画像に同期させて，3D画像を作成している。緑部分がbiopsy trajectoryであり，癌病巣を赤色に表示する。

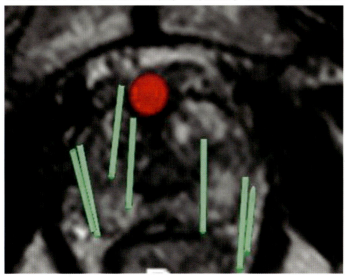

図15 腫瘍付近のNVBの処理
前立腺基部に癌病巣があることから，基部における切離は前立腺からより外方に切離面にてアプローチを行う。

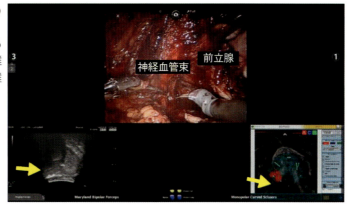

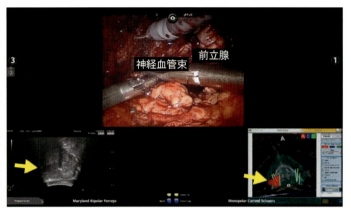

図16 3D-mappingの回旋の追随

前立腺基部右葉に腫瘍（3D-mappingの赤色で表示，TRUSの黄矢印）が存在するためNVBの処理はより被膜から遠い外側で行われている。上と下の図で術者の視線や前立腺の回旋に合わせて3D-mappingの回旋が追随しているのがわかる。TRUS画像で，鉗子の位置が確認できる。

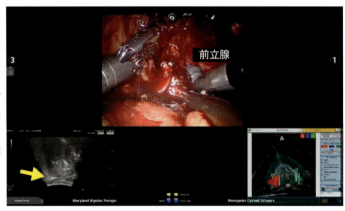

図17 腫瘍から離れた位置のNVBの処理

剥離が進み，前立腺尖部のNVBの処理。腫瘍がないことを3D-mappingで確認できる場合には，前立腺辺縁ぎりぎりでアプローチしている。基部から尖部の切離面を癌病巣の位置関係に応じて決定することが可能となる。

今後のnavigation techniqueの展望

コンソールサージョンがナビゲータを兼任する新システム

TRUSの操作はこれまで助手が行ってきたが，これを術者自身がコンソールから操作できればより手術を円滑に進めることができる[10,11]。すなわちスタンダートなTRUSプローブを保持する機器と超音波機器本体をda Vinciとドッキングさせることで，TilePro™機能を活かして使用する。フットスイッチを使うことで，術者自身がTRUSを操作して術野の展開に役立てることができる。Endo-Control Medixal社のViKY® SYSTEMなどが利用できる。

神経温存操作時に特化したTRUSロボットの開発

助手がTRUSプローブを操作するよりも，術者が操作できるシステムであることを目標として，TRUS操作を自動化しようとする開発も行っている[12]。TRUSプローブを軸回転以外にも，より詳細かつ精密な動きを術者がフットスイッチで行う機器の開発が求められる。

ポートアプローチによるnavigation

　ポートからdropタイプの小型エコープローブ（micro-transducer）を挿入して，腹腔内で術者が実際にこれを動かすことで，癌の位置や剥離面を同定しようとする目的で，開発を行っている（図18）[13]。

図18 当院で使用する小型プローブ，小型エコープローブ
軟性コード付きのため，ドロップタイプとして術野内での使用が可能である。図のようにアームでの把持が可能である。

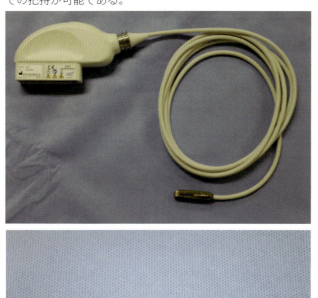
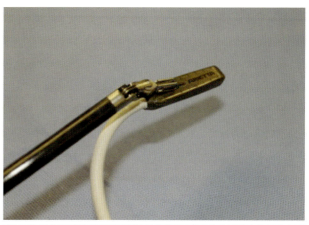
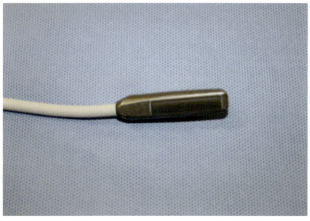
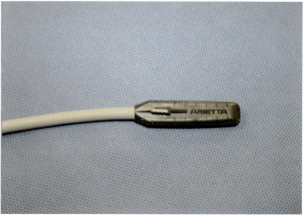

文献

1) Ukimura O, Troncoso P, et al: Prostate cancer staging: correlation beween ultrasound determined tumor contact length and pathologically confirmed extraprostatic extension. J Urol 1998; 159(4): 1251-9.
2) Baco E, Rud E, et al: Predictive value of magnetic resonance imaging determined tumor contact length for extracapsular extension of prostate cancer. J Urol 2015; 193(2): 466-72.
3) Ukimura O, Gill IS, et al: Real-time transrectal ultrasonography during laparoscopic radical prostatectomy. J Urol 2004; 172(1): 112-8.
4) Ukimura O, Magi-Galluzzi C, et al: Real-time transrectal ultrasoundguidance during laparoscopic radical prostatectomy: impact on surgical margins. J Urol 2006; 175(4): 1304-10.
5) Ukimura O, Gill IS: Real-time transrectal ultrasonography during laparoscopic radical prostatectomy: pictorial essay. J Urol 2006; 175(4): 1311-9.
6) Baco E, Ukimura O, et al: Magnetic resonance imaging-transrectal ultrasound image-fusion biopsies accurately characterize the index tumor: correlation with step-sectioned radical prostatectomy specimens in 135 patients. Eur Urol 2015; 67(4): 787-94.
7) Ukimura O, Marien A, et al: Trans-rectal ultrasound visibility of prostate lesions identified by magnetic resonance imaging increases accuracy of image-fusion targeted biopsies. World J Urol 2015; 33(11): 1669-76.
8) Matsugasumi T, Baco E, et al: Prostate Cancer Volume Estimation by Combining Magnetic Resonance Imaging and Targeted Biopsy Proven Cancer Core Length: Correlation with Cancer Volume. J Urol 2015; 194(4): 957-65.
9) Shin T, Ukimura O, et al: Three-dimensional Printed Model of Prostate Anatomy and Targeted Biopsy-proven Index Tumor to Facilitate Nerve-sparing Prostatectomy. Eur Urol 2016; 69(2): 377-9.
10) Long JA, Lee BH, et al: Real-time Robotic Transrectal Ultrasound Navigation During Robotic Radocal Prostatectomy:Initial Clinical Experience. Urology 2012; 80(3): 608-13.
11) Hung AJ, Abreu AL, et al: Robotic transrectal ultrasonography during robot-assisted Radical Prostatectomy. Eur Urol 2012; 62(2): 341-8.
12) Han M, Kim C, et al: Tandem-robotAssisted Laparoscopic Radical Prostatectomy to Improve the Neurovascular Bundle Visualization: A Feasibility Study. Urology 2011; 77(2): 502-6.
13) Shoji S, Aron M, et al: Intraoperative ultrasonography with a surgeon-manipulated microtransducer during robotic radical prostatectomy. Int J Urol 2014; 21(7): 736-9.

I 前立腺の手術

RARP術後の尿禁制改善のための術式の工夫

福島県立医科大学医学部泌尿器科学講座学内講師　小川総一郎
福島県立医科大学医学部泌尿器科学講座講師　羽賀宣博
福島県立医科大学医学部泌尿器科学講座教授　小島祥敬

前立腺全摘除術後には，前立腺周囲の靱帯，筋，筋膜，神経などの組織が損傷を受ける。従って，術後尿禁制保持のための基本コンセプトは，これらの構造を可及的に温存し，解剖学的な変化を受けた組織を再建，補強し，より正常に近い状態に戻すことにある。ロボット支援前立腺全摘除術（robot-assisted radical prostatectomy；RARP）では，視認性に優れた正確で繊細な操作を行うことができるようになったため，開放手術や腹腔鏡手術といった従来の方法と比べ，この基本コンセプト達成には威力を発揮する[1]。本項では，RARP術後の尿禁制改善のための術式の工夫を概説した。

尿禁制に必要な構造の温存

尿禁制に必要な構造を可及的に温存することが重要である。温存には，膀胱頸部温存，恥骨前立腺靱帯温存，尿道長の温存，神経温存，精囊温存などさまざまな報告があるが，本項では，膀胱頸部温存，尿道長の温存についてのみ述べる。

前立腺全摘除術後尿失禁の最大の原因は，外尿道括約筋の損傷である。前立腺と外尿道括約筋の間に明瞭な境界は存在せず，手術時に外尿道括約筋を損傷することは回避できない。この条件下で尿禁制を極力保持するためには，他の尿禁制機構をいかに温存するかが重要である。

膀胱頸部の温存

RARP術後の尿禁制には，内尿道括約筋の働きも重要であるという概念の下，膀胱と前立腺の離断時には，膀胱頸部を可及的温存することを基本としている。そのためには正しい切離ラインを認識することが重要である。

膀胱と前立腺の切離は3つのstepで行う。すなわち，①前面の切開（detrusor apronの切開），②膀胱頸部の切断（膀胱と前立腺の間の切離），③後面の展開（retrotrigonal layerの切開）である（図1）。

●前面の切開（detrusor apronの切開）

まず，第3アームで膀胱を頭側やや腹側に挙上するイメージで牽引する。尿道カテーテルを前後に動かすと，離断すべきラインがわかりやすくなることがある。

detrusor apronは血管が豊富に走行するためモノポーラで切離する（図2）。少し切離するごとに，こまめに第3アームで適切なテンションをかけ直す。膀胱に切り込めば筋層の縦の線維が見えてくるので，位置を修正する。

●膀胱頸部の切断（膀胱と前立腺の間の切離）

detrosor apronが切離されたところで膀胱の筋層の線維が観察されるので，この時点で鈍的剥離操作に替える。膀胱頸部の側方の膀胱と前立腺の間に凹みが観察されるので，膀胱と前立腺の間を分けるように鈍的に背側に向かって剥離を進める。途中，前立腺の表面を認識することが重要である。切離は，開放手術同様に前立腺をpeelするようなイメー

ジで，前立腺の彎曲に沿って行うよう心がける[1]（図3）。

膀胱頸部近傍の神経損傷を防ぐことも尿禁制保持に重要であり，原則としては電気メスを使用せずに鈍的に剥離するように意識することが重要である。出血した場合にも，バイポーラのみの使用とし，モノポーラの使用はできるだけ避ける。

膀胱頸部側方の剥離を左右両側ともretrotrigonal layerが認識できるところまで進める。retrotrigonal layerが認識できれば左手のバイポーラ鉗子を膀胱頸部後面に通し，膀胱頸部前面を鋭的に電気メスを使うことなく切断する。膀胱頸部後面を，同様に鋭的に電気メスを使うことなく切断する（図4）。

後面の展開（retrotrigonal layerの切開）

あらかじめ留置してあった尿道カテーテルを第3アームで頭側に牽引する。前述の膀胱頸部の切断時に，膀胱頸部の側方は左右ともretrotrigonal layerに到達していることから，これらを目安に膀胱頸部後面も同様にretrotrigonal layerまで剥離を鈍的に進める（図5）。

図1 膀胱頸部の温存：3つのステップによる膀胱頸部の離断

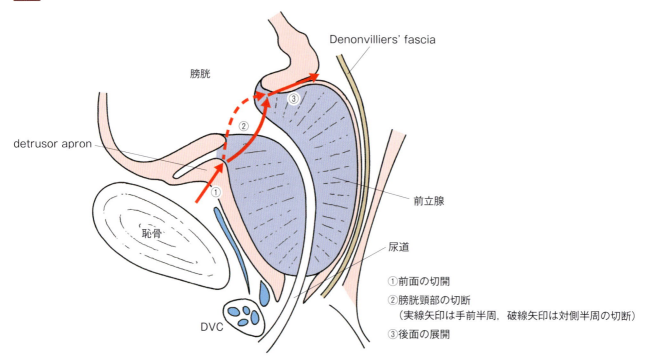

図2 膀胱頸部の温存：前面の切開（detrusor apronの切開）

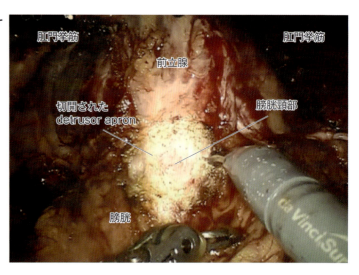

図3 膀胱頸部の温存：膀胱頸部左側の鈍的剥離（膀胱と前立腺の間の切離）

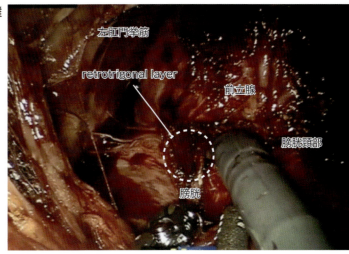

図4 膀胱頸部の温存：膀胱頸部の切断（尿道後面の切断）

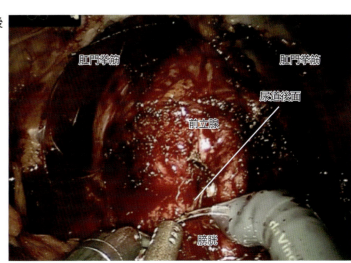

図5 膀胱頸部の温存：後面の展開（retrotrigonal layerの切開）

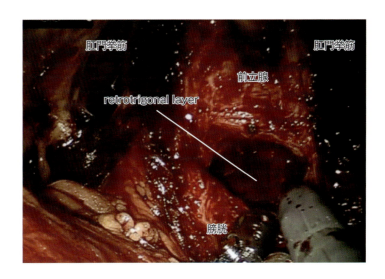

　この部位は副交感神経が豊富に分布している場所であり，電気メスを使った剥離は，術後一過性の排尿障害をきたす可能性があるので注意を要する。
　retrotrigonal layerの認識ができたところで，鋭的にこれを切開する。このことにより精管および精嚢の層に到達できる。

dorsal vein complex(DVC)と尿道の切断

　尖部の処理は術後尿禁制に大きく影響を与える。さらに，尖部の形態は個人差も大きく，丁寧な手技が要求される。この局面において，尿禁制保持のために重要なことは，外尿道括約筋損傷をできるだけ最小限にとどめることである。外尿道括約筋には骨盤神経叢，神経血管束からの神経も流入していることから，これらをいかに温存するかも尿禁制に寄与する。さらに，DVCの結紮が外尿道括約筋や神経，血管損傷を招き，尿禁制に悪影響を及ぼすという報告もあり，無結紮の切断が望ましいとされる。

●DVCの無結紮切断

　気腹圧を15mmHgに上げた後，DVCを電気メスを使うことなく鋭的にシザースで一気に切断する（図6）。動脈性の出血はバイポーラにより止血するが，静脈性の出血に対する凝固止血は行わない。尿道の形態がある程度視認できたところで終了する。なおDVCは尿道の頭側のみならず側方にも存在しているので，それを念頭に切開を進める。

　DVC切断後に，遠位断端を3-0吸収糸により連続縫合する（図7）。この際，外尿道括約筋を一緒に縫合しないよう気をつける。

●尿道の切断

　可及的に尿道長を温存することも重要である。術後の膜様部尿道長が長いほど，術後尿禁制回復が早いことが報告されている。尿道長を確保するためには，尖部に切り込まないギリギリのラインで尿道を切断することである。従って，前立腺を回転させることによって尖部を左右から確認しながら，尿道を鋭的に切断する（図8）。

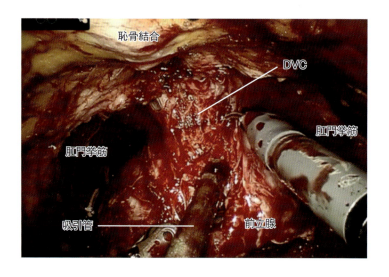

図6 尿道長の温存：DVCの無結紮切断

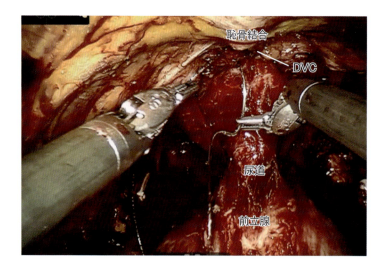

図7 尿道長の温存：DVC切断後の結紮止血

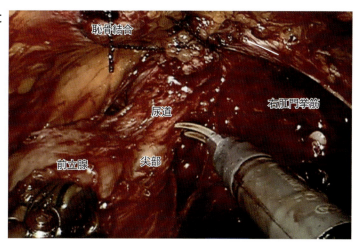

図8 尿道長の温存：尖部の右側方からの観察と尿道切断

尿道が完全に離断されたところで，尿道後面に存在する median dorsal fibrous raphe（rhabdosphincter の後面）を鋭的に切断することにより，前立腺が摘除可能となる．

周囲支持組織の再建

前立腺全摘除術時には前立腺周囲の靱帯，筋，筋膜は損傷を受ける．この解剖学的，機能的な変化が術後尿禁制に関与している．従って，これらの構造を可及的に再建することにより，尿禁制機構を再構築することが重要と考えられる．Denonvilliers' fascia, median dorsal fibrous raphe（rhabdosphincter 後面），posterior counterpart of detrusor apron（retrotrigonal layer）などの後面組織，恥骨前立腺靱帯および周囲組織，恥骨会陰筋あるいは骨盤筋膜腱弓，内骨盤筋膜，肛門挙筋を加えた複合体が，尿禁制の保持に重要である[1]．前立腺の摘除によってダメージを受けたこれらの組織を，可及的に再建することが，術後尿禁制保持に寄与すると考えられる．

後壁再建

rhabdosphincter は尿道を筒状に取り巻き，膜様部尿道から前立腺尖部まで連続して縦走する横紋筋線維である．しかし，前立腺の摘除によって，この連続性は必然的に失われることになる．また，Denonvilliers' fascia もその連続性を失う．Rocco らは，これら後面の構造を再建する後壁再建によって，術後尿禁制回復に寄与することを報告した[2]．その概念は，喪失した rhabdosphincter や Denonvilliers' fascia の連続性を再建することにある．具体的には，尿道の尾側方向への牽引軽減と，それに伴う尿道長の確保，無理のない膀胱尿道吻合，尿道後面の支持強化といわれており，RARP においても広く行われている．

Rocco の報告以降，さまざまな改良が重ねられ，さまざまな後壁再建の手技が存在する．いずれも後壁再建において重要となる構造物は，Denonvilliers' fascia, median dorsal fibrous raphe（rhabdosphincter 後面），posterior counterpart of detrusor apron（retrotrigonal layer）の3つである（図9）．これらの3つの構造の再建には，大きく分けて以下の3つの手技がある（図10）．これらをさらに改良したものも多く報告されている．

●1-layer 後壁再建

主に行われている手技は，median dorsal fibrous raphe（rhabdosphincter 後面）と Denonvilliers' fascia を数針縫合し，Denonvilliers' fascia の連続性を保つ方法である（図10a）．そのほか median dorsal fibrous raphe（rhabdosphincter 後面）と posterior counterpart of detrusor apron（retrotrigonal layer）を縫合し，膀胱頸部と rhabdosphincter 後面との連続性を保つ方法もある（図10b）．

図9 後壁再建にかかわる骨盤内構造

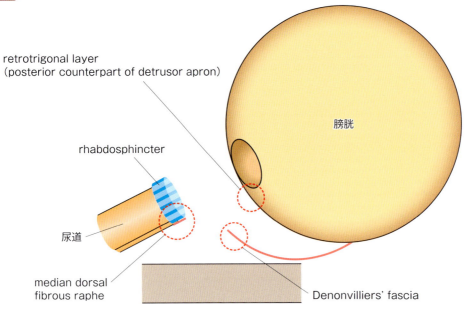

図10 後壁再建にかかわる骨盤内構造とその種類（模式図）

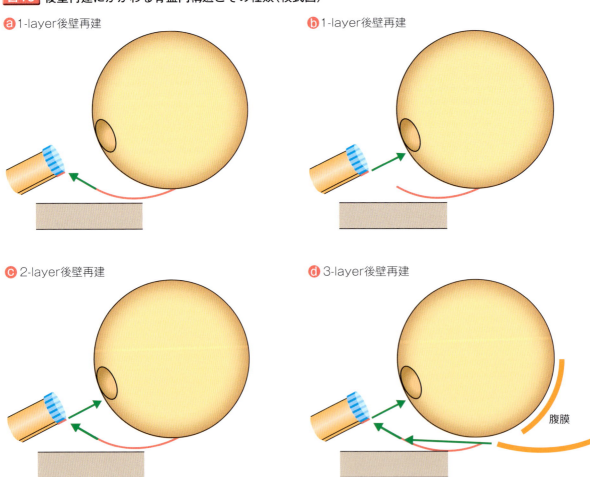

ⓐ 1-layer後壁再建
ⓑ 1-layer後壁再建
ⓒ 2-layer後壁再建
ⓓ 3-layer後壁再建

●2-layer 後壁再建

Roccoが報告したoriginalの方法である。median dorsal fibrous raphe（rhabdosphincter後面）とDenonvilliers' fasciaを数針縫合し（図10c，図11a），さらに，median dorsal fibrous raphe（rhabdosphincter後面）とposterior counterpart of detrusor apron（retrotrigonal layer）もしくは膀胱頸部から2〜3cm離れた近傍を縫合し，膀胱後面の支持組織を2層にわたって再建する方法である（図10c，図11b）。

通常は吸収糸で縫合することが基本であり，われわれは緩みを防ぐために，3-0 V-Loc™（コヴィディエン社）を愛用している。膀胱頸部後面のDenonvilliers' fascia断端，尿道後面を左右2〜3針ずつかけた後，膀胱頸部から2cmほど背側でretrotrigonal layerにも左右それぞれ2針かけ，一期的に再建している。

●3-layer 後壁再建

2-layer後壁再建に加えて，最近腹膜[3]（図10d）や左右の肛門挙筋[4]を用いることにより3-layerでより強固な後壁再建を行うという報告もなされている。

前壁再建（anteritor retropubic suspension法）

前壁再建には，さまざまな方法があるが，ここではWalshら[5]が開放手術で報告したanteritor retropubic suspension法を紹介する。

本手技はDVCを結紮した場合に限られる。DVCを2-0吸収糸で結紮した後，その結紮糸を恥骨の骨膜にかけ（図12a），尿道周囲の組織を腹側に牽引する手技である（図12b）。通常は恥骨骨膜に2回吸収糸をかけ，牽引を強固にする。

尿道周囲組織や前立腺全摘除術により破壊された恥骨前立腺靭帯の役割を，支持糸の牽引により代用することによって，術後早期の尿禁制回復に有用と考えられる[6]。しかしながら，DVC無結紮法で行う場合や，恥骨骨膜がもともと脆弱な症例は適応とならない。

側壁再建

通常の術式においては，前立腺を摘除することにより，内骨盤筋膜は切開される。従って，肛門挙筋や内閉鎖筋と膀胱頸部の連続性が失われ，腹圧に対する効率的な圧吸収機構

図11 後壁再建にかかわる骨盤内構造とその種類

ⓐ 2-layer後壁再建：rhabdosphincter後面（median dorsal fibrous raphe）とDenonvilliers' fasciaの縫合
ⓑ 2-layer後壁再建：rhabdosphincter後面（median dorsal fibrous raphe）とposterior retrotrigonal layerを縫合

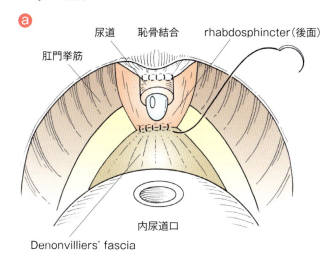
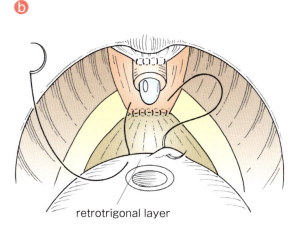

が失われる．これを再建させるという考え方が，側壁再建である．

本手技は特に前立腺を摘除する際に，肛門挙筋筋膜と骨盤筋膜腱弓が温存された場合に威力を発揮する．骨盤筋膜腱弓もしくはその内側に残存する内骨盤筋膜と膀胱頸部を左右両側において吸収糸で連続縫合することにより，側壁の連続性を再建する（図13）．

なお，Tewariらは，本術式と後壁再建および前壁再建と合わせたtotal urethral rhabdosphincter reconstruction法が，尿禁制保持に有用であることを報告している[7]．

尿道周囲組織の補強

温存，再建に加え，術後尿禁制改善のためには支持組織の補強も重要と考える．補強の方法はさまざまあるが，以下代表的なものを紹介する．

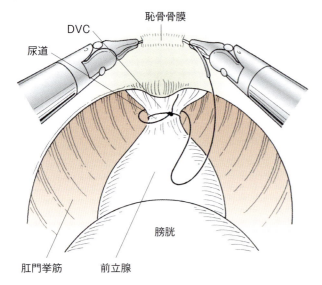
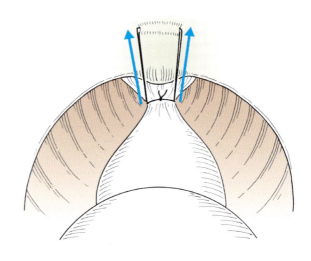

図12 前壁再建（anteritor retropubic suspension法）
ⓐ 結紮糸を恥骨の骨膜に運針　　ⓑ 尿道周囲の組織を腹側に牽引

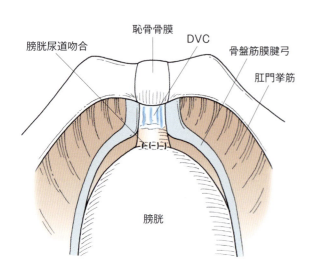
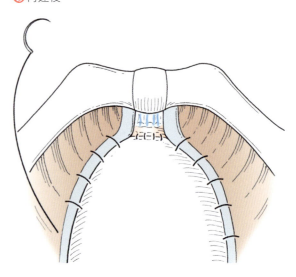

図13 側壁再建
ⓐ 再建前　　ⓑ 再建後

恥骨固定式膀胱頸部スリング法

膀胱尿道吻合部の背側に吸収糸を通し，これを恥骨骨膜にかけて膀胱頸部を挙上させることにより尿禁制が改善される[8]（図14）。この手技では，機能的尿道長のさらなる延長や，膀胱尿道周囲支持組織の補強，後部尿道膀胱頸部の角度の補正などが期待できる。

本手技は，膀胱尿道吻合終了後に行う。まず恥骨骨膜に2-0吸収糸をかける。尿道膀胱吻合糸の断端を長めに残しておき，それを第3アームにて頭側に牽引する（図15a）。骨膜にかけた吸収糸を膀胱尿道吻合部後面（実際には後壁再建により再建された構造物）にかける。さらに恥骨骨膜にかけ腹側方向に糸を牽引（スリング）し，ハンモック状に膀胱頸部を挙上させる（図15b）。

本手技は後面の支持を補強，膀胱後部尿道角を狭小化することにより尿禁制を獲得しようという理論に基づき，いわゆる女性の腹圧性尿失禁に対するBurch法などの膀胱頸部挙上術の古典的な理論を応用させたものである。

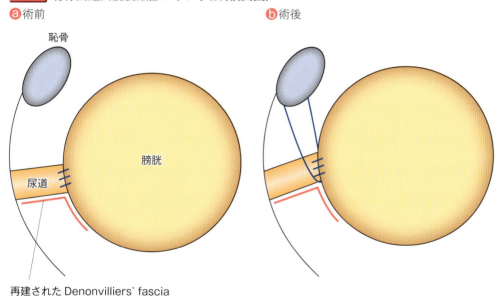

図14 恥骨固定式膀胱頸部スリング法（模式図）
ⓐ術前　　ⓑ術後

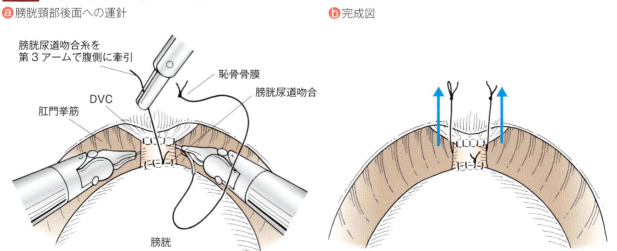

図15 恥骨固定式膀胱頸部スリング法
ⓐ膀胱頸部後面への運針　　ⓑ完成図

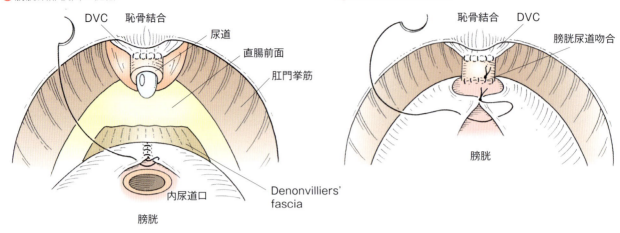

図16 膀胱頸部 intussusception 法
ⓐ 膀胱頸部後面の縫縮
ⓑ 膀胱頸部前面の縫縮

膀胱頸部 intussusception 法

　膀胱頸部前面および後面を縫縮して内包化（intussusception of the bladder neck）する手技が，恥骨後式前立腺全摘除術後の尿禁制改善につながることが古くから報告されている[9]。本手技は膀胱尿道吻合前に，3-0吸収糸で膀胱頸部後面を2～3針縫縮（図16a），膀胱尿道吻合後に同様に膀胱頸部前面を2～3針縫縮する（図16b）。これにより機能的尿道長の延長を図る。

　本術式の変法として，RARPにおける膀胱頸部縫縮（bladder neck plication）法がある。膀胱尿道吻合部の約2cm頭側で，膀胱頸部を横方向に運針し，膀胱頸部を漏斗状にするものである[10]。

　蓄尿時に膀胱頸部の開大が抑制され，機能的尿道長が延長して尿禁制改善に働くとされている。本術式は簡便であり，尿禁制改善のための補強手技として有用と考えられる。

文献

1) Kojima Y, Takahashi N, et al: Urinary incontinence after robot-assisted radical prostatectomy: pathophysiology and intraoperative techniques to improve surgical outcome. Int J Urol 2013; 20: 1052-63.
2) Rocco F, Carmignani L, et al: Early continence recovery after open radical prostatectomy with restoration of the posterior aspect of the rhabdosphincter. Eur Urol 2007; 52: 376-83.
3) Ogawa S, Hoshi S, et al: Three-layer Two-step Posterior Reconstruction using Peritoneum during Robot-Assisted Radical Prostatectomy to Improve Recovery of Urinary Continence-Prospective comparative study. J Endourol 2017; 31: 1251-7.
4) Student V Jr, Vidlar A, et al: Advanced reconstruction of vesicourethral support (ARVUS) during robot-assisted radical prostatectomy: One-year functional outcomes in a two-group randomised controlled trial. Eur Urol 2017; 71: 822-30.
5) Walsh PC: Anatomic radical prostatectomy: evolution of the surgical technique. J Urol 1998; 160: 2418-24.
6) Patel VR, Coelho RF, et al: Periurethral suspension stitch during robot-assisted laparoscopic radical prostatectomy: description of the technique and continence outcomes. Eur Urol 2009; 56: 472-8.
7) Tewari AK, Bigelow K, et al: Anatomic restoration technique of continence mechanism and preservation of puboprostatic collar: a novel modification to achieve early urinary continence in men undergoing robotic prostatectomy. Urology 2007; 69: 726-31.
8) Kojima Y, Hamakawa T, et al: Bladder neck sling suspension during robot-assisted radical prostatectomy to improve early return of urinary continence: a comparative analysis. Urology 2014; 83: 632-9.
9) Walsh PC, Marschke PL: Intussusception of the reconstructed bladder neck leads to earlier continence after radical prostatectomy. Urology 2002; 59: 934-8.
10) Lee DI, Wedmid A, et al: Bladder neck plication stitch: a novel technique during robot-assisted radical prostatectomy to improve recovery of urinary continence. J Endourol 2011; 25: 1873-7.

I 前立腺の手術

RARPにおけるtotal pelvic reconstructionのコンセプトと実際（尿路再建法としてのtotal pelvic reconstruction）

藤田保健衛生大学医学部腎泌尿器外科学講座主任教授　白木良一

total pelvic reconstruction（TPR）のコンセプト

　限局性前立腺癌に対する前立腺全摘除術（radical prostatectomy；RP）では，前立腺の摘除に伴う尿道抵抗の低下と周囲に介在する神経血管束（neurovascular bundle；NVB）を含めたさまざまな支持組織の構造破壊により，尿失禁や男性機能障害といった術後の機能障害が惹起される。一方，これら機能障害からの回復が恥骨後式および腹腔鏡手術に比べ，ロボット支援前立腺全摘除術（robot-assisted radical prostatectomy；RARP）では早い傾向にあると，諸家により報告されている[1]。また，尿禁制に影響する手術操作として，前立腺摘除時の膀胱頸部や内骨盤筋膜の温存，神経温存，そして尿道膀胱吻合における前壁，後壁の再建補強などが早期回復に寄与すると報告されている[2]。しかし，残念ながらこれらの手術操作のうち単一で確実な禁制を得られるものはない。ロボット支援手術ではさまざまな手技を可能な限り施行でき，これらが総合的にRARPにおける尿禁制の改善に貢献するものと考えられる。

　われわれはRARP導入当初より一貫して周囲組織の温存と尿路再建でのTPRを採用している。TPRの基本的なコンセプトは，前立腺周囲組織を全摘前の解剖学的構造に極力復帰するよう骨盤底を再建することで，これにより術後の尿禁制が早期に回復すると考えている。

　TRPに含まれる手術手技は，前立腺全摘除時における周囲組織の温存と尿路再建に大別され，以下のようなポイントが挙げられる。

1. 前立腺周囲の組織構築を温存するべく内骨盤筋膜（endopelvic fascia；EPF）は開放しない
2. 膀胱頸部は側方よりアプローチし膀胱頸部を温存する
3. 前立腺周囲組織を全摘前の解剖学的構造に極力復帰するよう尿路再建する

　本項ではRARP術後の尿禁制に影響する解剖学的ポイントと手術操作に関し，われわれの手技を解説する。

術前評価と手術計画

　RPの適応は基本的に期待余命10年以上であり，術後のQOLは癌制御とともに本治療の大きな命題である。前立腺周囲には外尿道括約筋や性機能にかかわるNVBが存在しており，これらの機能温存と癌の根治性は表裏一体の関係である。すなわち，根治性を極めれば機能喪失による術後尿失禁や勃起不全（erectile dysfunction；ED）が必発する。一方，

機能温存を突き詰めると癌の根治性を損なう可能性がある。癌病巣の局在診断に画像情報が不確実な前立腺癌において，これらのバランスを考慮した緻密な術前評価と術中操作が重要である。

近年ではMRIの解像度が改善され，特に悪性度が高く臨床的に問題となる腫瘍（significant cancer）の局在診断が可能となり，fusion biopsyなどの技術により，術前の腫瘍マッピングの信頼性が高まっている。これらの情報を元に神経温存や尖部処理などの操作を症例ごとに綿密に計画することは，根治性と術後の機能回復において非常に重要である。

手術のアウトライン

1. 膀胱頸部の温存（側方アプローチによるEPFの温存）
2. 膀胱後壁の厚みを意識して頸部離断
3. 神経血管束（NVB）の温存
4. 尖部処理（DVCは無結紮処理し，後に縫合：熱凝固は極力避ける）
5. 止血確認（熱凝固は避け，止血縫合）
6. 再建～後壁補強（Rocco suture）
7. 再建～膀胱尿道吻合（連続縫合：van der Hoeven法）
8. 再建～前壁補強

手術手技（TPRの実際）（表1）

1 膀胱頸部の温存（側方アプローチによるEPFの温存）

まず膀胱頸部の温存を目的に，EPFを開放せず頸部側方からアプローチする。すなわち，前立腺膀胱移行部の左外側やや頭側より膀胱固有筋層外側を剥離し，膀胱頸部の頭外側から精嚢前面を指標に剥離を進める。da Vinciではハイビジョン3D画像により微細な組織構築が視認でき，膀胱表面の固有筋層と脂肪織とは判別可能である。

膀胱外側で背側への剥離を進めると，前立腺，膀胱筋層，膀胱後面の縦走組織（vesico-prostatic fascia）を認識できる。このプレーンは比較的疎な結合織で構築されており，鈍的剥離可能なスペースに至ったら内側方向へ剥離を進めることが可能である。同様に膀胱頸部右側よりアプローチし，精嚢前面のプレーンに至り両側より膀胱頸部を温存しつつ膀胱頸部後面のプレーンが確認できる。改めて，膀胱頸部前面より剥離を施行し，anterior

表1 RARPにおけるtotal pelvic reconstruction

前立腺全摘除時に関連する操作（温存）
・膀胱頸部の温存（特に後壁の厚みを意識する） ・神経血管束の温存（過度なtractionやthermal injuryの回避） ・尿道断端を可及的に長く温存 ・Apex処理におけるthermal injuryの回避

尿路再建の操作（再建）
・後壁補強 ・前壁補強

apronを切離，尿道前面の縦走筋組織を視認する。この際，膀胱頸部を解剖学的に温存することを，特に側方や外側では愛護的に剝離を進め，後壁の厚さを維持して頸部離断するよう留意している（図1）。

2 膀胱後壁の厚みを意識して頸部離断

膀胱頸部は解剖学的に3層（内縦走，中輪状，外縦走）の筋層から構成され，内括約筋として機能している。実際，射精時には内括約筋が閉鎖することにより精液は遠位方向に射出される。特に膀胱後壁において最外側に位置する縦走筋は，膀胱三角部深層の筋線維と協調して膀胱頸部の閉鎖を補助している。また，精管膨大部前面に位置するvesico-prostatic muscleの一部は膀胱後壁の筋層および漿膜に連続し，外側の縦走排尿筋に起因する平滑筋線維となっている。このため膀胱頸部を解剖学的ならびに機能的に温存すること，特に側方や外側では愛護的に剝離を進め後壁の厚さを維持して頸部離断することは術後の尿失禁回復に重要と考えられる（図2）。

図1 側方アプローチによる膀胱頸部の温存

内骨盤筋膜（EPF）は開放せず，前立腺膀胱移行部の左外側やや頭側より側方アプローチにて膀胱固有筋層の外側を鈍的に背側に向けて剝離を進める。前立腺，膀胱筋層，膀胱後面の縦走組織（longitudinal muscle）を認識できたら，内側方向へ鈍的剝離を変向する。このプレーンはvesico-prostatic fascia前面に存在し比較的疎な結合織で構築されており，鈍的剝離が可能である。このプレーンを内側へ剝離し十分なフリースペースが確保された時点で反対側へ移行する。その後，前面からアプローチしanterior apronを切離し尿道前面の縦走筋を確認する。

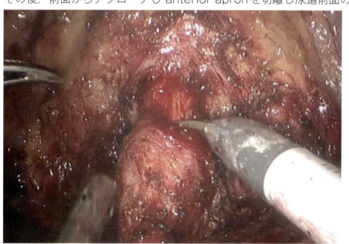

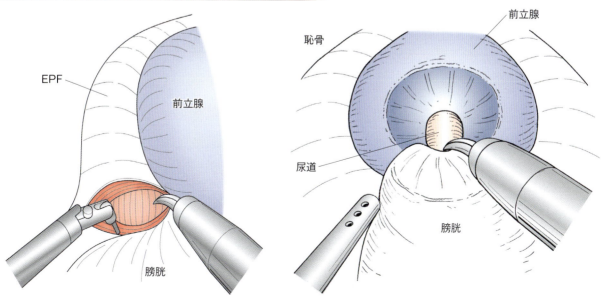

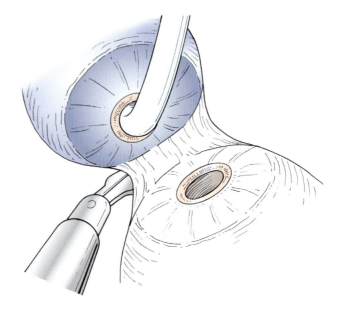

図2 膀胱頸部後壁の厚みを意識して頸部を離断
両側より膀胱頸部を温存しつつ前立腺膀胱移行部を離断する。この際，膀胱頸部を解剖学的ならびに機能的に温存すること，特に側方や外側では愛護的に剥離を進め，後壁の厚さを維持して頸部離断することが重要である。頸部後面でも可能な限りcoldにて切開し，出血点のみをポイントにて止血するよう心がける。

　膀胱頸部温存による尿禁制効果はrandomized trial[3]においても認められている。また，EPFは平滑筋線維と体性神経である陰部神経の分枝が内側を走行しており，これらは骨盤底では横紋筋性括約筋に分布している。EPFの温存は，前方および側方固定における解剖学的な支持組織としての役割も考えられ，EPFの温存により尿禁制の改善が認められたとの報告もある[4]。ほかにも，EPFを温存するとaccessory pudendal arteryも温存されるため，骨盤底筋への血流という観点からも良好と考えられる。

> **DO NOT**
>
> 中葉肥大例で腺腫前面の菲薄化した粘膜を腺腫から剥離しない。頸部後壁に連なった，このような粘膜は尿道再建時の吻合に用いることはできない。腺腫の立ち上がる部分を確認し粘膜ごと頸部後壁を離断する。

3 神経血管束(NVB)の温存

　男性の性機能および尿禁制を制御しているのは，主に下腹神経叢と骨盤神経叢である。これらは交感神経，副交感神経の自律神経を含みNVBを形成し，前立腺被膜の外側方に位置している。NVBの温存は，前立腺全摘術後の男性機能の回復に明らかに寄与する。しかし，性機能と異なり神経温存が尿禁制に影響するか否か議論がある。膀胱頸部，EPF，神経温存だけでなく深陰茎背静脈(deep dorsal vein complex；DVC)や恥骨前立腺靱帯(puboprostatic ligament；PPL)も含めたComplete Periprostatic Anatomyの温存によりきわめて高い尿禁制率が得られたと報告されている[5]。

　われわれは側方処理において，NVBをinterfascial layerにて温存する。プログラスプ鉗子により前立腺を反対側へ牽引し，前立腺底部で被膜を観察しながらNVBを温存するよう順行性に剥離を進める。電気メスは使用せず，Hem-o-lok®により断端を処理しつつコールドにて切離する。側方処理を前立腺尖部まで進め，恥骨前立腺靱帯の高さで臓側の内骨盤筋膜を切開する(high-level release)。この状態で前立腺と骨盤組織との付着物はDVCと尿道のみとなる。

4 尖部処理（DVCは無結紮処理し，後に縫合：熱凝固は極力避ける）

気腹圧を15mmHgまで上昇させDVCを切離する。切離に際し，吸引は最低限とし気腹圧を保った環境で迅速に処理を行う。動脈はピンポイントで焼灼止血し，尿道周囲のstriated muscleが認められた時点でDVC切離を中断する。DVC離断後，鉗子を交換し前立腺を頭側に牽引しDVCを3-0 Vicryl®糸にて縫合止血する（図3）。

> **Advanced Technique**
>
> **EPFの温存と側方アプローチ**
> EPFを切開せず，尿道カテーテルの入れ出しなどにより前立腺の形態および膀胱頸部の位置を推定し，頸部位置にマーキングをする。カメラを30°ダウンに変更し，膀胱固有筋層外側を鈍的に剥離し，膀胱頸部の頭外側から背側に向けて剥離を進める。

5 止血確認（熱凝固は避け，止血縫合）

前立腺尖部を周囲組織よりクリアとし，尿道長を極力残すように尿道を切断し前立腺全摘除を完遂する。前立腺摘除後の骨盤内筋膜および周囲の組織構造の状態では，骨盤内臓器の中で前立腺のみが核出されたような形状で周囲組織は温存される。尖部および神経温存側では熱凝固は避け，縫合による止血を心がける（図4）。

6 再建～後壁補強（Rocco suture）

Roccoらは 恥骨後式前立腺全摘除術（retropubic RP；RRP）における後壁補強により尿禁制の回復が短縮すると報告した[6]。尿道膀胱吻合前にDenonvilliers筋膜と尿道断端rhabdosphincter（rectourethraris muscle）を確実に縫合（Rocco suture）することにより吻合部後面のfibromusculer plate を強固に形成することが可能であり，これが尿禁制に寄与するとの報告もある。RARPではmeta-analysisにおいても尿禁制に対する有為性が報告されている。Patelら[7]は"Rocco suture"を部分修正し，Denonvilliers筋膜と尿道断端部のrhabdosphincter（rectourethral muscle）を1層目に，そして2層目には膀胱後壁と

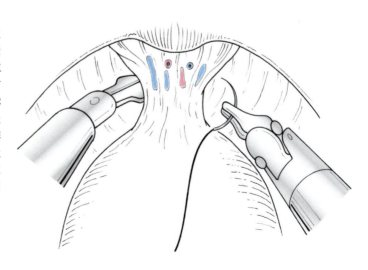

図3 前立腺尖部処理（DVC無結紮）
前立腺尖部処理でDVCからの出血を制御することが最も重要である。これには，気腹圧を15mmHgまで上昇させ吸引は最低限とし，注水によりクリアな術野を維持して手術操作を施行する。動脈出血はポイントにて焼灼止血し，DVC離断は尿道周囲のstriated muscleが認められた時点でいったん中断する。前立腺を骨盤底に圧排し鉗子をneedle driverへ交換する。DVCの止血目的に前立腺を頭側に牽引し3-0 Vicryl®糸にて縫合し，気腹圧を正常（10mmHg）まで低下させ止血を確認する。

rhabdosphincter（尿道漿膜も含め）を各々連続縫合し，吻合部後面のfibromuscular plateを強固に形成することで良好な尿禁制が認められたと報告している。後壁補強は尿禁制の回復だけでなく，吻合部の緊張を緩和することにより吻合部リークなどの合併症リスクを低減する。

われわれは尿路再建では後壁補強として，3-0 V-Loc®15cm（17mm針）糸により右側よりDenonvilliers筋膜と尿道直腸筋の断端を1層目，左側から2層目として膀胱後壁と尿道漿膜を各々3～4針連続縫合する（図5～8）。

図4 前立腺全摘除の完遂

前立腺尖部を周囲組織より剥離し尿道を切断し，前立腺全摘除を完遂する。前立腺摘除後の骨盤内筋膜および周囲の組織構造の状態では，ちょうど骨盤内臓器の中で前立腺のみが核出されたような形状で周囲組織は温存される。

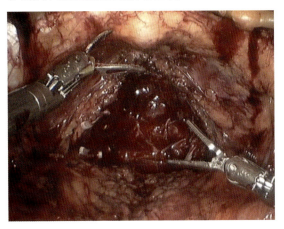
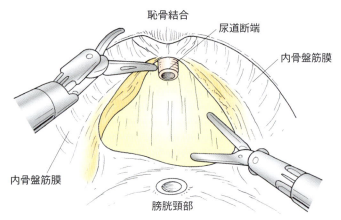

図5 Rocco suture（後壁補強；1層目）（1）

3-0 V-Loc®15cm（17mm針）糸を用い，Denonvillies筋膜断端と尿道断端部のrectourethral muscle（直腸尿道筋）を1層目として縫合する。

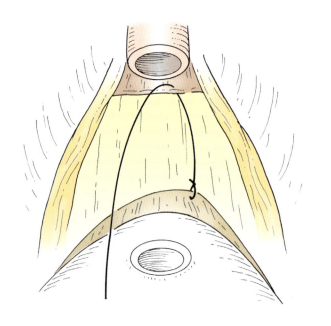

図6 Rocco suture（後壁補強；1層目）(2)
右側より開始し、左側へ3針程度連続縫合する。温存例（側）では神経血管束（NVB）に運針しないように注意する。

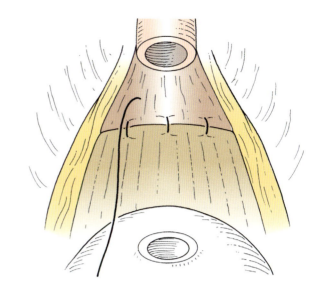

図7 Rocco suture（後壁補強；2層目）
2層目には膀胱後壁と尿道側のrhabdosphincter（またはsmooth muscle）を各々連続にて4針程度縫合し、尿道再建部後面のfibromuscular plateを強固に形成する。

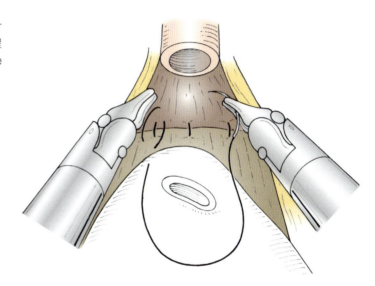

図8 Rocco suture（後壁補強；完成図）
吻合部が十分近接し、膀胱尿道吻合が容易になるよう心がける。

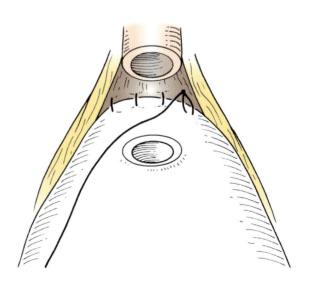

7 再建〜膀胱尿道吻合（連続縫合；van der Hoeven法）

　尿道膀胱吻合は3-0 Monocryl®糸（RB-1針）16cmずつを2本結紮したものを用いる。尿道の5時方向から時計方向に11時まで，後壁では特に糸の緊張と組織のアジャストを確認しつつ連続縫合する。次にもう一方の糸を用い5時方向から反時計方向に11時まで連続縫合し，両側の糸を前壁にて結紮する。尿道バルンカテーテルを留置し，膀胱内へ生理食塩水を注入しリークのないことを確認する（図9〜13）。

図9 膀胱尿道吻合（1）
5時方向から開始し，膀胱側を外内で，続いて尿道側は内外で運針する。この際，粘膜を確実に運針することが重要であり，特に尿道側は尿道カテーテルを牽引し粘膜を内外で運針する。

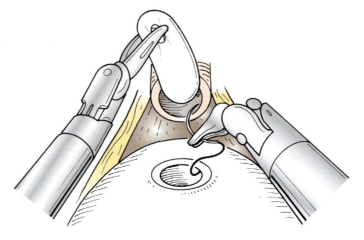

図10 膀胱尿道吻合（2）
5時から時計回りに7時までの3針は同様に運針する。糸の緩みをとり，吻合部後壁のプレーンがフラットになるよう確実に形成する。

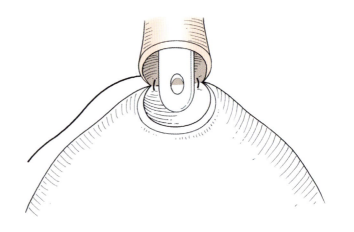

図11 膀胱尿道吻合（3）
8時から11時の膀胱側は左手または右手のバックハンドで運針するが，ここでも同様に粘膜を確実に取るよう心がける。尿道側では助手がカテーテルを入れ出しして内腔を確認する。

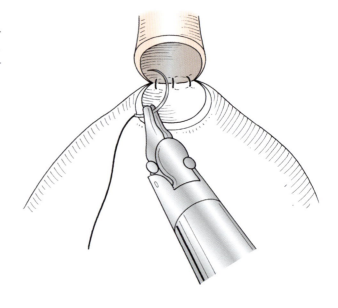

図12 膀胱尿道吻合（4）

11時まで運針が終了した時点で、対側の糸で5時から反時計回りに連続縫合する。この際、糸の緩みがないように，また粘膜に運針できていることを確認する。

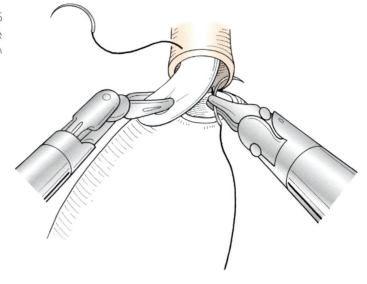

図13 膀胱尿道吻合（5）

前壁まで縫合を続け，対側糸と結紮する。これにより膀胱尿道吻合は完遂する。尿道カテーテルを挿入し，生理食塩水150mLを注入し漏れのないことを確認する（リークテスト）。

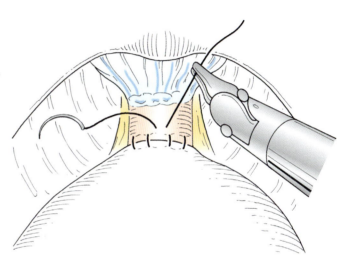

8 再建〜前壁補強

　後壁補強だけでなく前壁後壁の補強を併用することによりRARP後尿禁制の改善が認められると報告されている。Tewariら[8]は、3種類の再建術、すなわち吻合のみ、吻合および前方再建、吻合および前方・後方再建術(全再建術)を比較する非無作為プロスペクティブ試験を施行し、標準的吻合術に比較して全再建術では、尿禁制回復までの期間および全体的な尿禁制率が有意に改善することを示した。

　われわれは前壁補強には2-0 Vicryl®糸を用い、EPFの断端および恥骨前立腺靱帯と膀胱頸部前壁を右側より連続縫合しTPRを完遂する（図14〜16）。

図14 前壁補強(1)

TPRの一環として、吻合部のテンション低下と腹圧時における尿道のhypermovidityを抑制する目的で、前壁補強を施行している。3-0 Vocryl® SH針(26mm)16cmを用い、右側EPFと吻合部より近位の膀胱固有筋層を縫合する。

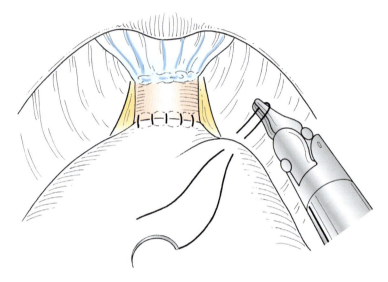

図15 前壁補強(2)

右側EPFから恥骨前立腺靱帯(PPL)、そしてDVC前面と連続縫合にて膀胱固有筋層と縫合し補強する。

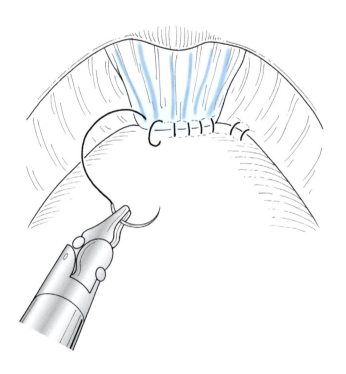

図16 TPRの完成図

左側EPFとの縫合にて前壁補強が終了すると，骨盤底はRetiuz腔は開放されるものの，骨盤底におけるその他の解剖学的構造は，前立腺全摘除前の解剖学的形態に近い状態となる。

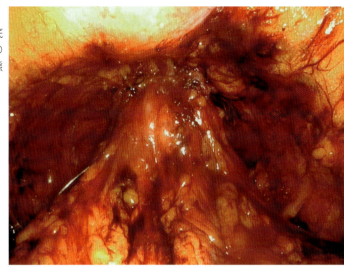

術後管理

術後3日目にドレーン，6日目に尿道カテーテルを抜去する。尿道カテーテルの抜去に際しては，ベッドサイドでの洗浄により注入・回収の液量や性状を評価する。頸部が開大した症例では尿道造影を施行し，リークの有無を確認する。

結語

当科で施行している尿路再建法としてのTPRを解説した。近年では術前のさまざまな画像診断などにより，腫瘍局在の術前評価が可能となってきた。RARPにおいても手術成績のpriorityは癌根治であることに疑いはないが，根治性を犠牲にせず最大限の機能回復を患者は期待する。

尿禁制に関するさまざまな処置がその改善に寄与すると報告されているが，単一の方法で確実な禁制を得られるものはない。ロボット支援手術ではさまざまな手技を可能な限り施行でき，これらが総合的に機能回復に貢献すると考えられる。TPRのコンセプトとして，基本的に前立腺周囲組織を全摘前の解剖学的構造に極力復帰するよう尿路再建することで術後の尿禁制が比較的早期の回復が期待できる。

文献

1) Montorsi F, Wilson TG, et al: Best practices in robot-assisted radical prostatectomy: recommendations of the Pasadena Consensus Panel. Eur Urol 2012; 62: 368-81.
2) Ficarra V, Novara G, et al: Systematic review and meta-analysis of studies reporting urinary continence recovery after robot-assisted radical prostatectomy. Eur Urol 2012; 62: 405-17.
3) Freire MP, Weinberg AC, et al: Anatomic bladder neck preservation during robotic-assisted laparoscopic radical prostatectomy: description of technique and outcomes. Eur Urol 2009; 56: 972-80.
4) Takenaka A, Tewari AK, et al: Preservation of the puboprostatic collar and puboperineoplasty for early recovery of urinary continence after robotic prostatectomy: anatomic basis and preliminary outcomes. Eur Urol 2007; 51: 433-40.
5) Asimakopoulos AD, Annino F, et al: Complete periprostatic anatomy preservation during robot-assisted laparoscopic radical prostatectomy (RALP): the new pubovesical complex-sparing technique. Eur Urol 2010; 58: 407-17.
6) Rocco B, Cozzi G, et al: Posterior musculofascial reconstruction after radical prostatectomy: a systematic review of the literature. Eur Urol 2012; 62: 779-90.
7) Grasso AA, Patel VR, et al: Posterior musculofascial reconstruction after radical prostatectomy: an updated systematic review and a meta-analysis. BJU Int 2016; 118: 20-34.
8) Tewari AK, Ali A, et al: Improving time to continence after robot-assisted laparoscopic prostatectomy: augmentation of the total anatomic reconstruction technique by adding dynamic detrusor cuff trigonoplasty and suprapubic tube placement. J Endourol 2012; 26: 1546-52.

I 前立腺の手術

局所進行癌に対するRARP

国立がん研究センター中央病院泌尿器・後腹膜腫瘍科　**豊島優多**
国立がん研究センター中央病院泌尿器・後腹膜腫瘍科科長　**藤元博行**

　局所進行前立腺癌に対する手術療法は，根治性の観点から議論のあるところではあるが，手術療法のみで根治可能な症例があることも事実であり，かねてから開腹手術においてその手技を確立してきた。手術療法での根治性を高めるためには拡大リンパ節郭清とともに確実な外科的切除断端を確保することが重要であり，開腹前立腺摘除術において広汎に前立腺周囲を切除する広汎前立腺全摘を確立してきた[1]。ロボット支援前立腺全摘除術（robot-assisted radical prostatectomy；RARP）においても基本的スタンスには変わりはなく，当科では神経非温存症例に対して広汎前立腺摘除の方針としており，その方法につき解説する。

適応，禁忌

　適応は原則cT3aまでの前立腺癌である。生検所見ならびにMRIにより病変が片側に限局している場合には，対側は神経温存も可としている。年齢に上限は設けておらず，75歳以上でも本人が手術を希望し，performance status（PS）や機能に応じて可能と判断すれば適応にしている。一方，未治療緑内障や脳動脈瘤などで頭低位が取れない症例は禁忌としている。局所進行癌に対するRARPでは拡大リンパ節郭清を必須とするため，下腹部の開腹歴のある症例は禁忌としている。

術前検査，術前準備

　術前検査は一般的に全身麻酔に必要なものを行い，症例によっては心エコーや下肢エコーなどを追加している。またこの手術では腹膜が開放され，頭低位であるため尿が術中，腹腔内にこぼれる。このため感染尿であった場合には限局性の腹膜炎をきたすことがあるため，術前の尿培養検査による感染菌の有無と同定，感染尿の場合には術前の除菌が肝要と考えている。

　RARPにおける膀胱頸部の剥離は技術が必要な処理である。以前から造影MRIによる3D構築によりこれまでdorsal vein complex（DVC）の血管構築も行ってきたが，同様に膀胱頸部の形態を確認することが可能である。このため事前に膀胱頸部が突出しているのか，左右差があるのかなどの剥離のシミュレーションを行う（図1）。尿管口が前立腺と近接している場合には術前に膀胱鏡を行う場合がある。術前日の昼からは絶食とし術当日の朝に浣腸を行い，腸管内を空虚にしておく。

　電気メスはda Vinci Xi用のVIO®ではなく，ERBE社製VIO® system 300 Dを使用している。

手術のアウトライン

1. 麻酔，体位固定
2. 皮膚切開，ポート留置
3. S状結腸，回盲部の癒着剥離
4. リンパ節郭清
5. 内骨盤筋膜の切開と直腸筋層の露出
6. 膀胱前腔の展開
7. 膀胱頸部の離断
8. 前立腺後面の剥離と側方の切開
9. DVC切開，尿道切開，前立腺収納
10. 尿道膀胱吻合
11. 閉創

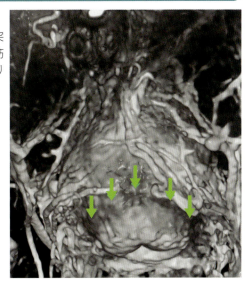

図1 MRI 3D画像による膀胱頸部
血管の走行とともに頸部の前立腺の膀胱内への突出が容易に把握できる。➡で示した部分が膀胱筋層付着部位である。頸部を離断する課程でかなり頭側に剥離を進めることがわかる。

手術手技

1 麻酔，体位固定

全身麻酔下に仰臥位で手術を行う。−20°〜30°の頭低位を取るため，マジックベッドで上半身全体を固定する。

2 皮膚切開，ポート留置

臍上に約2cmの皮膚切開を置き，カメラポートをopen laparotomyで留置する。気腹下に腹腔内を観察し，da Vinci Xi用の8mmポートを順に留置する。いわゆる第3アーム（第4アーム）は患者右に設置し，助手用12mmポートを左に留置。左肋骨弓下に助手用5mmポートを留置する。第1アームがMaryland Bipolar Forceps，第2アームがカメラ，第3アームがCurved Scissors，第4アームはLarge Needle Driverを装着する。第4アームにLarge Needle Driverを装着するのは，リンパ節郭清中の血管損傷による出血の際に素早く運針で止血を図るためである。気腹圧は通常6〜8cmH$_2$Oくらいで行っている。

3 S状結腸，回盲部の癒着剥離

　リンパ節郭清の準備として腸管を頭側へ落とし込むために癒着を剥離し，壁側腹膜とその下層の腸骨血管，尿管を同定し，腹膜を切開する。尿管を完全に剥離し，大動脈分岐部，あるいは下大静脈（inferior vena cava；IVC）分岐部付近まで露出する。

4 リンパ節郭清

　基本的に総腸骨リンパ節，仙骨前リンパ節以下の郭清を行う。リンパ節郭清を前立腺全摘に先立ち実施する理由は，迅速で多数のリンパ節転移があった場合には手術を中止するか，さらに広汎に郭清するかの判断を行うためと，リンパ節郭清には労力と時間がかかるため，手術の早い段階で行うほうが術者の負担が少ないためである。

　病巣が両側の場合には両側の拡大リンパ節郭清を行うが，両側は労力と時間が必要なため，病巣が片側の場合には，片側は尿管交差部以下の内外腸骨リンパ節と閉鎖リンパ節郭清を行っている。リンパ節郭清の詳細は省くが，剥離に伴う電気メスのセッティングと第3アームによる膀胱の腹側への挙上が肝要と考えている。臍動脈の離断はリンパ節郭清が終了してから行う。これは膀胱に適切な緊張をかけるためである。リンパ節郭清の際に膀胱側腔を展開し，前立腺側方では内骨盤筋膜の折り返し部位も同定しておく。

5 内骨盤筋膜の切開と直腸筋層の露出

　リンパ節郭清終了後，引き続き行う。内腸骨リンパ節郭清時に内骨盤筋膜前の脂肪組織も摘除する。前立腺を内側へ圧排して内骨盤筋膜に緊張をかけて，膜の折り返しよりも少し外側を電気メスで切開する。肛門挙筋を前立腺から外側へ向けて剥離し，前立腺側方背側まで進んで，神経血管束の外側で直腸固有筋膜の層を同定し露出させる。

　直腸固有筋膜に覆われた脂肪は周りの脂肪とは色調が異なり，「密度高い黄色」のような印象である。まず血管のない部分でドライカットで膜を1枚切開する。切開した部分をMaryland Bipolar Forcepsでsplitするように広げ，必要なら脂肪をドライカットして直腸筋層を露出させる。一度，直腸筋層が露出したら剥離範囲を末梢に進める（図2）。この操作は前立腺外側の断端確保の意味合いと，膀胱頸部離断後の外側の血管を処理する際の切離のゴールとするため，非常に重要である。

Advanced Technique

直腸筋層をきれいに露出するためには，助手の吸引で前立腺を内側へ圧排し視野を展開することが重要である。特に止血操作の際は，術者と呼吸を合わせて展開，吸引する。大切なポイントは切開を行う部位と剥離の方向である（次ページのDO NOT参照のこと）。

図2 直腸筋層の露出
前立腺側方の神経血管束よりもさらに外側で，直腸固有筋膜を露出し電位メスで切開する。下層の直腸周囲脂肪織も切開剥離し，白色の直腸筋層を露出しその層で剥離展開する。脂肪織からの出血はバイポーラで凝固止血する。

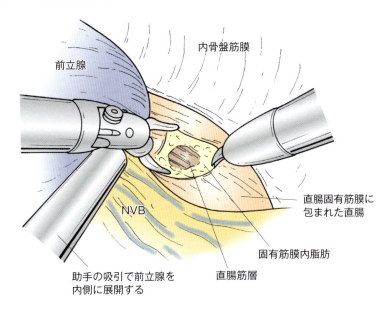

> **DO NOT**
>
> 大切なポイントは，切開を行う部位と剥離の方向である。当初，慣れていないとNBVに近い部分に切開を入れ，出血をきたしてしまうことがある。また筋層が露出した後，外側に剥離をして直腸背側に回り込んでしまうことがある。また直腸から立ち上がってくる静脈があり，その存在を認識していないと出血が起こり，筋層の露出をあきらめてしまうことにつながる。RARPの場合，この操作は開腹より容易で，適切な場所を切開し，Maryland Bipolar Forcepsでsplitすると容易に露出できる印象がある。どうしても露出できない場合には，ソロソロと固有筋膜内脂肪を切開していると，脂肪の接着が粗な深さに到達し，その部分が筋層の深さである。

6 膀胱前腔の展開

リンパ節郭清終了後，膀胱側腔は十分に展開された状態となる。臍近くで両側の臍動脈索を凝固切開し，尾側に向かって壁側腹膜と膀胱を腹壁から剥離し前立腺前に至る。前立腺前の脂肪織は可及的に摘除する。膀胱頸部離断に備えて内視鏡を30°ダウンに変更する。同時に，第4アームに設置されたLarge Needle DriverをProGrasp™ Forcepsに変更する。また，ポートをドッキングしたda Vinci Xiと連動して体位を変更できるベッドを使用している利点を活かし，頭低位の角度を−20°くらいまでに戻す。この操作は通常のRARPと同じである。

7 膀胱頸部の離断

膀胱内に70〜100 mLほどの空気を注入し，膨らみ方などを参考に膀胱頸部を想定する。左手で膀胱を頭側へ常に牽引しながら膀胱筋層を切開する（図3）。内尿道口が開放すればバルンカテーテルを引き，膀胱内腔を確認しながら粘膜を切開し膀胱頸部後面の筋層を切

開する。前立腺側の内尿道口を直接ProGrasp™ Forcepsで把持し，牽引しながら膀胱頸部後面の切開を進め，retrotrigonal layerを切開し精囊精管の前面に到達する（図4, 5）。精管を凝固切断し，精嚢に入る血管をHem-o-lok® Lでクリップし切断する。精嚢外側の神経血管束を含む，いわゆるpedicleはHem-o-lok® Lでクリップしたうえで切断する。これで前立腺と膀胱は完全に離断されることになる。

図3 膀胱頸部腹側の離断

ドライカットモードによる放電で膀胱筋層を切開する。左手で適切な緊張をかけ，なるべく組織を焦がさないで剥離を進め，常に膀胱筋層を認識することが肝要である。

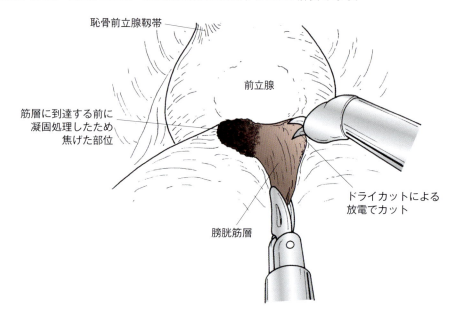

図4 膀胱頸部後面の剥離

前立腺側の内尿道口を直接ProGrasp™ Forcepsで直接把持し，腹側へ垂直に牽引しながら膀胱頸部後面を切開する。Retrotrigonal layerを同定し，これを切開すると精囊精管の前面に到達する。

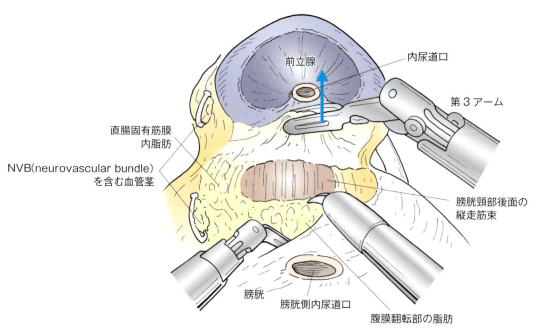

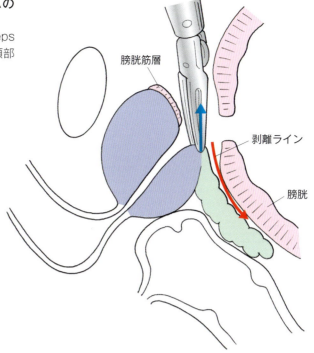

図5 膀胱頸部後面の剥離における第4アームの役割のイメージ

前立腺側の内尿道口6時方向をProGrasp™ Forcepsで直接把持し，腹側へ垂直に牽引することで膀胱頸部後面の剥離方向を安定させることが重要である。

Advanced Technique

膀胱頸部腹側の離断においては，膀胱筋層の筋組織を常に認識することが肝要である。このため頸部の離断においてはドライカットモードにより組織と非接触状態で火花切開を多用している。電気メスが筋層と接触すると組織が焦げて筋層と前立腺の見分けがつきにくくなる。切開においては，電気メスは鳥が餌を"啄む"ようにドライカットモードで少しずつ膀胱筋層を切開し，常に膀胱筋層が切離ラインとなっていることが重要であり，そのためにも左手で適切な緊張をかけながら剥離を進める。緊張がかかっていないと組織が火花切開されても離断せず焦げをつくる原因となる。

次に内尿道口確認後の膀胱頸部背側の離断においては，内尿道口6時をProGrasp™ Forcepsで直接把持し，なるべく垂直に前立腺と膀胱が立ち上がるように持ち上げることが，その後の剥離ラインを安定させることにつながる。当初は垂直に持ち上げられなくても，剥離をしながら次第に持ち上げるイメージで処理を行うとよい。

例えば精嚢浸潤があるかもしれないような症例では，retrotrigonal layerを切開した後脂肪に到達するが，そのまま正中を背側に向かって剥離すると腹膜翻転部が開放される。慣れないと直腸を損傷したか，とびっくりするが，精嚢の背側では直腸はまだ腹膜翻転部より口側であるため，理論上，直腸損傷はありえない。

ProGrasp™ Forcepsでなるべく垂直に前立腺と膀胱が立ち上がるように持ち上げることで，精嚢を露出させずに摘出することを可能にする。腹膜翻転部を確認したらそのまま水平に横方向に剥離を加え，直腸筋層をDenonvilliers筋膜の後ろで確認する。

8 前立腺後面の剥離と側方の切開

切断された精管，精嚢をProGrasp™ Forcepsで腹側へ持ち上げて，Denonvilliers筋膜を切開して直腸筋層に達する。この層を保つように剥離を進め，1カ所のみで奥に進むのではなく側方の剥離切開も行いながら進む。側方の展開にはまず神経血管束中枢側の処理

が必要となり，ProGrasp™ Forcepsで神経血管束そのものを把持し，残存側にはHem-o-lok® Lをかけて凝固切断する．内骨盤筋膜切開時に出しておいた前立腺側方の直腸筋層を目安に深さを推定し，側方の剥離を進める（図6）．前立腺後面の剥離時，直腸と前立腺との交通血管を認めることがあり，Hem-o-lok® Lで処理する（図7，8）．

図6 神経血管束中枢側の切断

先に露出させた前立腺側方の直腸筋層を参考に側方の剥離を進める．血管は適宜Hem-o-lok® Lで処理する．

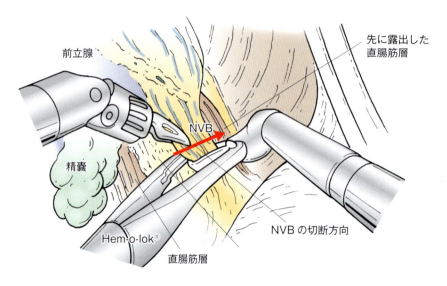

図7 前立腺後面の処理

前立腺後面の剥離は，常に直腸筋層を確認しながらドライカットで切開し，brushingすることで処理を進める．途中筋層から立ち上がってくる構造物は血管であり，これを処理する必要がある．さもなければ出血をきたし，剥離層を見失い直腸損傷につながる．

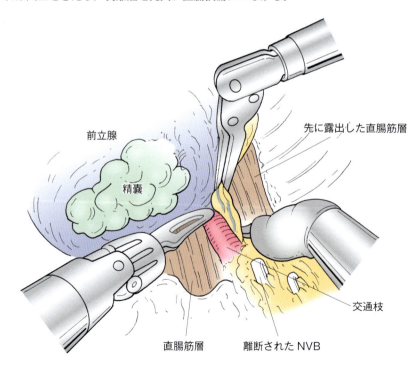

図8 前立腺後面の血管のイメージ
直腸筋層で剥離を進め，剥離ラインが持ち上がってきた場合，それは血管であることを認識する。ただし，慣れないと直腸の筋線維との見分けは難しい。

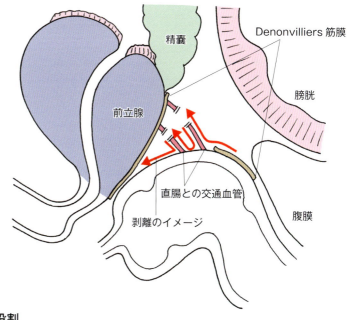

図9 神経血管束中枢側の切断時の第4アームの役割
ProGrasp™ Forcepsで神経血管束を含む索状物を把持し，前立腺側方の剥離切開を進める。

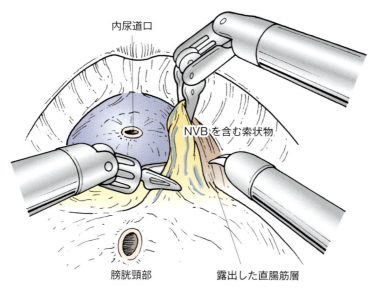

第3アームでNVBを含む索状物を直腸筋層露出部位に向かい把持することで，前立腺との境界をはっきりさせることができる

Advanced Technique

前立腺側方剥離の際，ProGrasp™ Forcepsで神経血管束を含む索状物を直腸筋層露出部位に向かい把持することで，前立腺との境界をはっきりさせることが肝要である（図9）。この操作を怠っていると想像以上に剥離ラインが前立腺に近づいたり，切り込んだりする原因となる。ProGrasp™ Forcepsは図のように角度をつけて把持することで他のアームとの干渉を回避する。

前立腺後面の剥離では，常に直腸筋層を確認しながらドライカットモードで切開しbrushingすることで剥離を進める。あまりにbrushingにこだわっても処理が進まないため，一度切開したら2回程度brushingしてリズミカルに処理を行っている。この剥離の際には直腸の交通枝とばらけた直腸筋層の見極めがなによりも重要である。生検などの影響で癒着している場合には，Maryland Bipolar Forcepsを剥離面に挿入してsplitする操作も有効である。

> **DO NOT**
>
> 常に直腸筋層の全景を確認し，その面が離れて上昇してくる索状物は血管であることを意識する。この見極めができないと出血をきたし，なかなか処理が進まない原因となり，また出血のなか処理を進めていると直腸損傷にもつながる。Hem-o-lok®などできちんと止血処理する。

9 DVC切開，尿道切開，前立腺収納

　内視鏡を0°に戻し，前立腺尖部の脂肪織を可及的に摘除する。恥骨前立腺靱帯を切開し，鈍的に剥離をすることで前立腺尿道移行部を確実に把握する。DVCはそのまま鋭的に切開し，止血が不十分であれば気腹圧を10cmH$_2$O程度にしている。切開後に3-0モノクリル®で縦に運針し連続縫合によって止血する。前立腺尖部に付着する恥骨尾骨筋が残っていれば剥離し，尿道周囲の恥骨直腸筋の剥離と尿道側方の神経血管束を凝固切断し，前立腺尿道移行部をはっきりとさせる。尿道前面を鋭的切開してバルンカテーテルを抜去し，尿道後面を切開する。ProGrasp™ Forcepsで前立腺底部を把持し，頭側腹側へ牽引しながら前立腺尖部後面の残った組織を切開して完全に遊離し，前立腺をエンドキャッチ™ゴールドに収納する。

Advanced Technique

尖部の断端確保は重要なポイントである。RARPにおける無結紮処理は断端確保に絶大な効果をもたらしていると感じている。前立腺尿道移行部を把握したら，DVCを構成する静脈を1本1本，Curved Scissorsの片刃で切離するようなイメージで処理する。途中，小さな動脈に遭遇することが一般的で，これは凝固で容易に止血できる。静脈のみを切るイメージで処理を進めていると暗褐色の組織が露出してくるが，これが外尿道括約筋に包まれた尿道に到達したこと意味する。気腹圧を利用しながら落ち着いて処理することができることが最大のメリットである。
前立腺から尿道への移行部のシルエットをできるだけきれいに露出させる。こうすることが前立腺尖部後面の断端確保に重要である(図10)。
最後に尖部外側でNVBを含む索状物，あるいは後面でDenonvilliers筋膜との離断が必要であるが，直腸との距離がなくストレスを感じる処理である。尿道離断後にその後面の組織を軽くドライカットすることで，尖部後面が剥がれてしまうことを回避するようにしている。ProGrasp™ Forcepsで前立腺を倒立させ直腸筋層を常に意識しながら剥離を進める。過剰な牽引は尖部組織が剥がれて断端陽性につながるため，常に全景を確認しながら処理を進める。

10 尿道膀胱吻合

　通常のRARPと同様である。止血確認し，膀胱尿道吻合の後方補強を行う。膀胱側の

図10 前立腺尖部の処理

DVCは無結紮法で処理する。前立腺尿道移行部の周囲をきっちりと露出してから尿道切開を開始する。

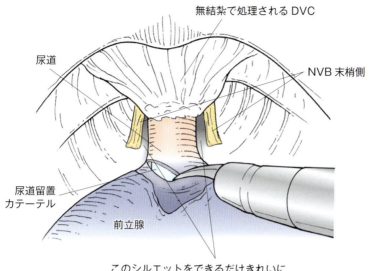

retrotrigonal layer断端と，尿道断端やや頭側のDenonvilliers筋膜を3-0モノクリル®で連続縫合し，さらにその上の層として膀胱頸部筋層と尿道断端やや頭側のDenonvilliers筋膜（先の縫合と同様の層）も連続縫合して後方補強とする（Rocco stitch[2]）。13cmの3-0モノクリル®を2本つないで両端針とし，連続縫合で膀胱尿道吻合を行う。生理食塩水100〜150mLで吻合部リークチェックを行う。吻合部の前方補強として，膀胱頸部と骨盤筋膜腱弓を左右1カ所ずつ縫合する。

11 閉創

止血を十分に確認し，吻合部に8号プリーツドレーン™を留置する。ポート留置部を内視鏡下に確認しながら順に抜去し，必要なら凝固止血を行う。コンソール操作を終了して体位を仰臥位に戻し，カメラポートよりエンドキャッチ™ゴールドに収納された前立腺を取り出し，閉創して手術終了する。

術後管理

特に通常のRARPと相違はない。帰室後3時間を目安に，ドレーン排液の性状が問題なければ血栓形成予防にヘパリン投与を開始し，術後2日目で離床に問題なければ投与を終了する。術後3日目あたりで一日排液量が極端に多くなければドレーンを抜去する。術後5〜6日目に尿道膀胱造影検査で吻合部リークチェックを行い，問題がなければバルンカテーテルを抜去し，排尿状態を観察のうえで退院日を決定する。広汎切除に伴うトラブルより，広汎なリンパ節郭清に伴うリンパ液の排出が遷延し，ときに難渋することがある。

文献

1) 藤元博行: 前立腺全摘除術. 新癌の外科－手術手技シリーズ　泌尿器癌. メジカルビュー社, 2001, p100-7.
2) Rocco F, Carmignani L, et al: Early continence recovery after open radical prostatectomy with restoration of the posterior aspect of the rhabdosphincter. Eur Urol 2007; 52: 376-83.

I 前立腺の手術

骨盤内リンパ節郭清

聖路加国際病院泌尿器科部長　服部一紀

適応，禁忌

　前立腺全摘除術における骨盤リンパ節郭清の適応については，いまだ議論の多い点であり，各種ガイドラインにおいても内容が異なる。リンパ節転移を予測するノモグラムがいくつか開発されており，ノモグラムにて一定の確率でリンパ節転移が予想される場合に実施する[1]ことが一般的と思われる。

　特にリンパ節郭清が禁忌となるような病態，既往歴などはないと考えているが，手術時間が延長するので，長時間の手術に耐えられないようなケースでは相対的禁忌と思われる。

郭清範囲

　リンパ節郭清の範囲についても，いまだ議論が分かれており結論は出ていない。一般的に閉鎖領域のみを郭清することを限局郭清，閉鎖に加えて外腸骨領域を郭清する場合を標準郭清，さらに内腸骨領域，場合によって総腸骨領域や仙骨前領域を加えることを拡大郭清とすることが多い。ガイドラインでは，リンパ節郭清をする場合には拡大郭清とすることが推奨されており[1]，われわれの検討でも，閉鎖領域以外にのみリンパ節転移が認められることもしばしばあることから，限局郭清や標準郭清は中途半端であり，拡大郭清こそが"標準郭清"と思われるので，本項でも以下拡大郭清の場合の手技について記載する。

トロカー配置と内視鏡（カメラ）の選択

　トロカーの配置は，非拡大郭清時と同様であり，特に頭側に移動することはしていない。カメラポート以外は，原則として臍レベルにロボットアーム3本と助手用12 mmポートを横1直線上に並べている（図1）。

　内視鏡は，原則として0°（直視鏡）で郭清のすべての操作を行っているが，必要に応じて30°を使用しても差し支えない。

郭清のタイミング

　拡大郭清は，細心の注意を払う必要があり集中力と注意力を必要とすること，できるだけ出血のないきれいな術野で行う必要があること，臍動脈索が重要なランドマークになることなどの理由により，前立腺全摘除術に先立ち手術の最初に行うことが望ましい。

手術のアウトライン

1. 腹膜切開
2. 尿管の剥離・内側授動
3. 内腸骨動静脈本幹周囲（仙骨前リンパ節）の郭清
4. 臍動脈索に沿った膀胱側腔の展開
5. 外腸骨リンパ節の郭清
6. 閉鎖リンパ節の郭清
7. 内腸骨リンパ節の郭清

手術手技

効率よく，十分に郭清するためには，骨盤内を4層の仮想層構造としてとらえ（図2），内側から順に層を分けるように剥離展開していくとよい。以下具体的な手順について述べる。

図1 ポート配置図

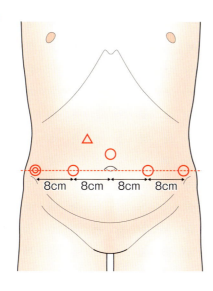

◎助手用 12mm
○ロボット用 8mm
△助手用 5mm

図2 骨盤内仮想4層構造

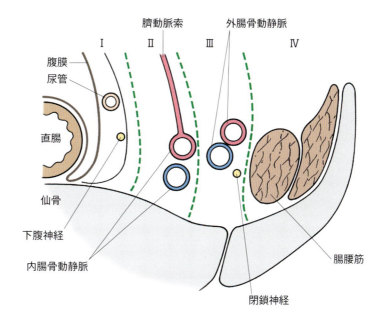

1 腹膜切開（図3）

　内側臍靱帯の外側から開始し，内鼠径輪の内側を経由し外腸骨動脈上の腹膜を切開する。やがて尿管交差部に至ったら，尿管に沿ってさらに数cm頭側へ腹膜切開を延長する。途中精管は切開する。

2 尿管の剥離・授動

　尿管を薄い膜状の結合組織に覆われたまま内側へと授動し，内腸骨動脈本幹との間を剥離展開する。この段階では血管周囲のリンパ組織に入り込まないように注意する。正しい層に入ると臍動脈の下をくぐって骨盤の奥へと展開でき，内側に下腹神経を認め，底面が仙骨前となる（図4）。内腸骨動静脈の配置関係から，右側では内腸骨静脈はこの段階では認められないことが多いが，左側では内腸骨動脈の内側のすぐ背側に，総腸骨静脈がリンパ脂肪組織に覆われて存在することに注意する。

　なお，海外の論文，教科書には尿管が総腸骨動脈上を交差するように記載してあるが，「東洋人の場合は欧米人に比して，総腸骨動脈の長さが短い」[2]ため，相対的に総腸骨動脈分岐部の位置が頭側に寄っており，ほぼ例外なく尿管は外腸骨動脈上を交差している。総腸骨動脈分岐部を露出しようとすると，必ず尿管の同定授動が先に必要となる。

3 内腸骨動静脈本幹周囲（仙骨前リンパ節）の郭清

　われわれのインドシアニングリーンを用いた蛍光リンパ管造影の検討では，左右とも内腸骨動脈本幹のすぐ内側をリンパ管が通り，数は少ないもののリンパ節も存在することが多いことから（未発表データ），この領域の郭清も必要と考えている。内腸骨動脈本幹の内側を，総腸骨動脈分岐部より臍動脈分岐部付近まで郭清する（図5）。上述したように左右で動静脈の関係が異なる点に注意する。細い血管がリンパ組織へと流入しているため出

図3 右拡大リンパ節郭清時の腹膜切開ライン（赤線）

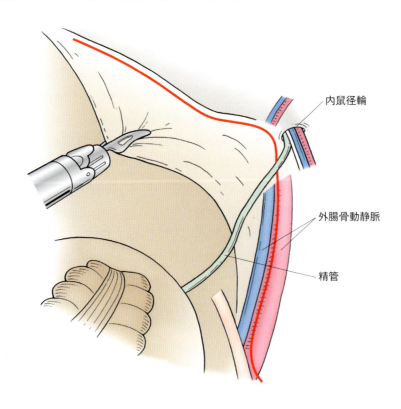

血も多くなりがちであり，丁寧に止血しながら郭清する．仙骨前面は積極的には郭清していないが，自然な流れで仙骨前面もある程度郭清されることになり，われわれはこの領域を"仙骨前リンパ節"としている．

図4 尿管の剥離

尿管および下腹神経を結合組織の薄い膜状組織に覆われたまま内腸骨動脈本幹との間を剥離したところ．内腸骨動脈の本幹の内側には仙骨前リンパ節が存在するが，右では内腸骨静脈，左は総腸骨静脈の走行に注意する．

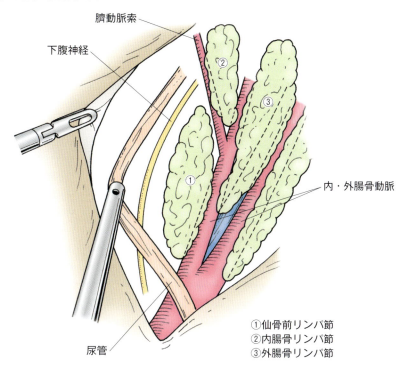

図5 右内腸骨動静脈本幹の内側に沿った仙骨前リンパ節の郭清

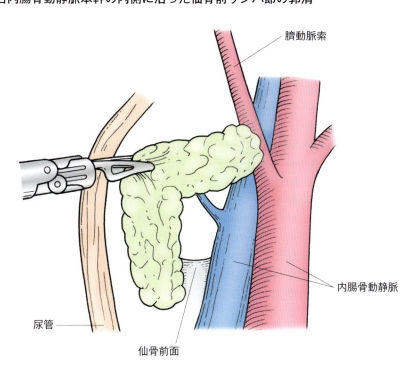

4 臍動脈索に沿った膀胱側腔の展開（図6）

　精管を切断後，臍動脈に沿ってその外側を，臍動脈索が内腸骨動脈から分岐するところまで剥離する。ここには，膀胱血管側の裏側を通って臍動脈索の前を横切り外腸骨節へと流入するリンパ管や小血管が通る。その奥では膀胱下腹筋膜面に沿って，脂肪組織を外側へと除けながら膀胱側腔を展開する。

5 外腸骨リンパ節の郭清

　外腸骨動脈上のリンパ組織を，総腸骨動脈分岐部から内鼠径輪に向けて外側と内側に2分する。外側部分のリンパ組織は，下肢のリンパ浮腫の予防のために腫大したリンパ節を認めない限り基本的には温存している。内鼠径輪レベルにて末梢側のリンパ管をクリップ処理した後，外腸骨動静脈の内側部分を総腸骨動脈分岐部まで郭清する。外腸骨静脈の辺縁に注意して損傷しないようにする。先ほどの内腸骨動脈本幹部分の内側部分は，この際に外腸骨節と一緒に郭清される。

6 閉鎖リンパ節の郭清

　外腸骨動脈を中央付近で完全遊離して綿テープにてテーピングする。総腸骨動脈分岐部の裏側をきちんと郭清するためには，外腸骨動脈をテーピングし，動静脈の外側からもアプローチすることが必要である（図7）。

　外腸骨動静脈を全長にわたり完全遊離し，総腸骨動脈分岐部の裏側や外側を剥離する。閉鎖節と外腸骨節は，多数のリンパ管を通して連続しているが，腸腰筋の前面にて分離可能であり，腸腰筋の筋膜を温存しながら，閉鎖節と骨盤の筋層との間を剥離する。深部には細い血管が多数，筋層とリンパ節との間に交通しているので，電気メスで処理しながら剥離を進める。総腸骨動脈分岐部外側にて内腸骨静脈や上殿静脈を損傷しないように注意しながら，その外側で骨盤内に進入してくる閉鎖神経を求める。背面には坐骨神経が存在するので，坐骨神経を閉鎖神経と誤認しないように注意する。閉鎖神経周囲のリンパ組織

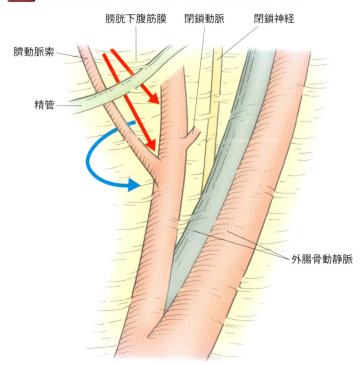

図6 臍動脈と膀胱下腹筋膜面に沿った膀胱側腔の展開

を順行性に末梢に向かってある程度郭清する．閉鎖神経の背側には腸腰動静脈およびその分枝が存在し，リンパ節にも枝を出すので出血させないように注意する．閉鎖孔付近にて再び閉鎖神経を同定し，逆行性に閉鎖神経の腹側を郭清する．外腸骨動静脈の外側で順行性に郭清した部分を外腸骨動静脈の内側より引き出し，残った閉鎖神経の腹側部分のリンパ節を剥離して，閉鎖リンパ節の郭清を終了する（図8）．

閉鎖節を外腸骨静脈の内側からの操作のみで郭清することも可能ではあるが，閉鎖リンパ節と閉鎖神経を十分に分離しないままクリップをかけようとすると，リンパ節の牽引に

図7 右閉鎖リンパ節の頭側縁の郭清準備
右外腸骨動静脈を遊離した後，総腸骨動静脈分岐部付近の外側を剥離展開する．内腸骨静脈や閉鎖神経，その背側に存在する坐骨神経に注意する．

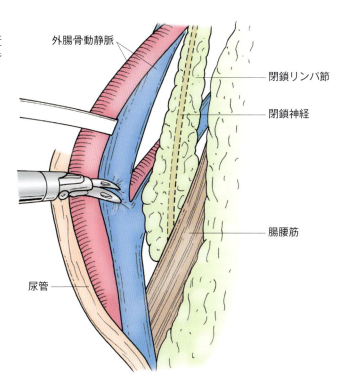

図8 閉鎖リンパ節の郭清終了
閉鎖孔付近にて閉鎖リンパ節をクリップ処理して切離後，逆行性にある程度郭清し（矢印①），すでに処理が終わっている閉鎖リンパ節の近位側を内側へと引き出す（矢印②）．

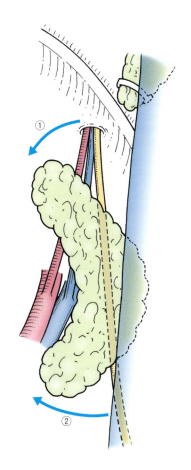

より閉鎖神経の走行が変わり，閉鎖神経ごとクリップしてしまう可能性があるので（図9a），十分に分離して閉鎖神経の走行を確認してからクリップをかけるようにする（図9b）。

7 内腸骨リンパ節の郭清

閉鎖神経を完全遊離した後，閉鎖動静脈を遊離する。以前は，閉鎖動静脈を分岐部と閉鎖孔付近でそれぞれ切離していたが，1例だけではあるが後に内転筋の萎縮を生じた例を経験してからは，原則として閉鎖動脈は温存している。内側は膀胱血管束を覆う膀胱下腹筋膜面，外側では骨盤壁，底面では内骨盤筋膜面に沿って脂肪組織をまず剥離する。次に臍動脈分岐部より末梢側の内腸骨動脈に沿って，上膀胱動脈，下膀胱動脈の分枝状況を確認しながら血管に沿って剥離を進め（図10），先行して剥離した脂肪組織とつなげて内腸骨リンパ節とする。この部は，動静脈が複雑に交差してネットワークを形成しているので，血管の損傷による出血に注意する必要がある。

術後管理

われわれは，リンパ管の処理は，総腸骨動脈分岐部付近の中枢側と，内鼠径輪付近の末梢側以外はクリップ処理をしていない。術後少なくとも数日間は1日数100 mLのドレーン排液が認められる。ドレーンは排液量が多くても遅くとも4日目には抜去している。抜去後，いったん閉じたドレーン挿入部より再び大量の排液が認められることもあることをあらかじめ患者に説明しておく。

合併症と注意点

これまで約380例の拡大リンパ節郭清を施行した。主な合併症を表1に示す。腸管内ヘルニアの1例は動脈の蛇行があり，遊離した外腸骨動脈と骨盤壁との間に小腸が侵入し，血流障害を生じて腸切除を要したものである。また，1例は骨盤内にリンパ嚢腫を生じて外腸骨静脈を圧排，血栓肺塞栓症を生じて，他院にてICU管理を必要とした（その後完全

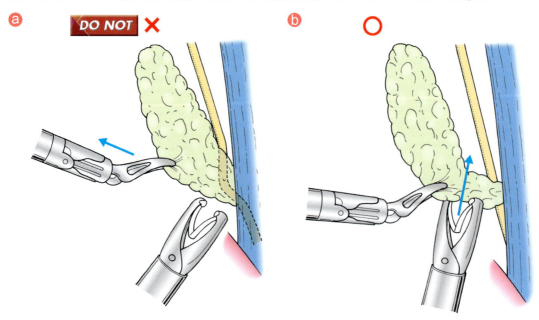

図9 閉鎖リンパ節の近位側の処理を外腸骨静脈の内側からのみの操作で行う場合
閉鎖リンパ節と閉鎖神経の分離が甘いと，クリップ時に閉鎖神経を巻き込む可能性がある（ⓐ）。十分に閉鎖リンパ節と閉鎖神経を分離して閉鎖神経の走行を確認してからクリップをかける（ⓑ）。

回復)。幸い，血管損傷による大量出血は経験していないが，潜在的には，血管損傷による大量出血のリスクがある手技と考えられる。骨盤内血管の解剖については基本パターンをよく理解しておく必要がある。

一方で，骨盤内血管にはバリエーションが多いことにも留置する必要がある。ロボット手術は特に視覚に依存する手術であり，錯覚や思い込みに注意する。特に静脈壁の存在には細心の注意を払う必要がある。郭清操作時はもちろんのこと郭清終了後も前立腺全摘の操作の際に，むき出しとなった外腸骨静脈をロボットアームや助手の鉗子，吸引管などで損傷しないように注意する。また，内臓脂肪の多い症例では，尿管の走行がわかりにくい場合もあり，尿管の剥離同定は郭清を始める前に確実に行っておいたほうがよい。

図10 内腸骨リンパ節の近位側の郭清

リンパ節を持ち上げ，内腸骨動脈の枝や閉鎖動脈からリンパ節に流入する細かい血管を電気メスで処理しながら，内腸骨動脈の枝に沿って剥離する。

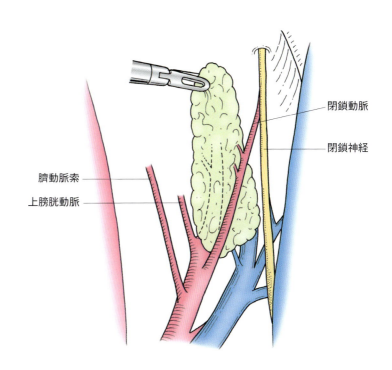

表1 拡大リンパ節郭清の合併症

重篤なもの	
腸管の内ヘルニア	1例(0.3%)
深部静脈血栓症＋肺塞栓症	1例(0.3%)
重篤ではないが，重大なもの	
ドレナージを要する，リンパ囊腫	3例(0.8%)
閉鎖神経損傷	3例(0.8%)
治療を要する下肢リンパ浮腫	2例(0.5%)
軽微なもの(特別な治療不要)	
陰嚢の一過性浮腫	20例(5.2%)
ドレーン排液遷延	13例(3.4%)
治療不要の下肢浮腫	10例(2.6%)
鼠径〜下肢の違和感，軽度の疼痛	11例(2.6%)

文献

1) 日本泌尿器科学会編(2016)：前立腺癌診療ガイドライン2016年版．メディカルレビュー社，大阪，2016，p118-20．
2) 吉川公彦，坂口昇二，ほか：ステント，ステントグラフトに必要な情報．日獨医報 2006; 51: 141-3．

II 腎の手術

II 腎の手術

経腹膜到達法によるロボット腎部分切除術（動脈全阻血法）

東京女子医科大学東医療センター泌尿器科教授　近藤恒徳

　ロボット支援腹腔鏡下腎部分切除（robot-assisted laparoscopic partial nephrectomy；RAPN）は2016年4月より本邦においても保険収載されて以降，症例数が増加している。現在われわれはda Vinci Si surgical systemを用いてRAPNを施行している。本項では経腹膜到達法で動脈本幹を阻血する全阻血法によるRAPNについて解説する。

適応，禁忌

　RAPNについて明確な基準はなく，各術者の経験に基づいて決めることになる。当科では，stage 1の腫瘍は原則RAPNとしているが，5cm以上のRENAL nephrometryでhigh complex tumorに当たるものは阻血時間が30分以上となることが多いため，現時点では開腹腎部分切除の方針としている。開腹手術の既往があってもほとんどの症例で経腹膜アプローチが可能である。経後腹膜アプローチは操作腔が狭くやりにくいため，われわれは6％のみであり，腫瘍が背側中央部の腫瘍のみである。
　明確な禁忌症例はないと考えている。

術前検査，術前準備

　腎動脈の剥離のため，可能な限り腎動脈3D-CTを撮影しておく。ほかは通常の全身麻酔のスクリーニングでよい。特に腸管のpreparationは行っていない。また，RAPNでは尿路開放の有無が肉眼的に確認可能なため，われわれは尿管ステントの留置は特に行っていない。

手術のアウトライン

1. 麻酔，体位
2. ポート留置，ロールイン
3. 腎門部へのアプローチ
4. 腫瘍へのアプローチ
5. 血管クランプ（動脈本幹をクランプ）
6. 腫瘍切除
7. inner suture
8. early unclamping
9. 実質縫合
10. 止血・閉創

手術手技

1 麻酔，体位

全身麻酔後，70〜80°の側臥位とし，ジャックナイフ体位とする（図1）。このとき上側となった上肢をなるべく頭側へ移動させておくことが重要である。それによってロボットの頭側のアームと衝突することを回避できる。

2 ポート留置，ロールイン

現在われわれは第4アームを全例で使用している。このため4本のポートがしっかり入るように留置している。基本的な位置は，腹直筋外縁で肋骨弓上にロボット右手8mmポート，その7.5cm尾側にカメラポート（バルーン付き12mm），そのさらに7.5cm尾側にロボット左手8mmポート，やや外尾側に8〜8.5cmあけてロボット第4アーム用ポート8mmを留置する。助手用のポートは図2のようにカメラポートとロボットポートの中点から6cm内側に2本留置している。また右側では肝挙上のための5mmポートを心窩部に留置している。左側でも肝挙上用のポートが不要となるだけで，同じコンセプトでポートを留置している。

ロールインは，患者の体に対して90°の角度で行っており，特に腫瘍位置によって変え

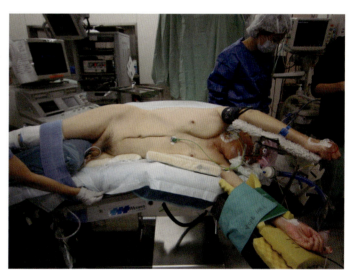

図1 経腹腔アプローチの場合の体位（右側）
側臥位で70〜80°のジャックナイフ体位とする。右上肢をなるべく頭側へ移動させ，ロボット右手のアームとの干渉を回避する。

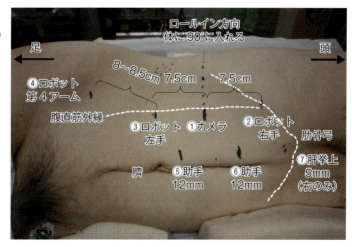

図2 経腹膜アプローチのポート位置
全例で第4アームを用いており，腫瘍位置にかかわらず体に対して90°の角度でロールインしている。

ていない。というのは第4アームが納まるポート位置は患者でほぼ決まってしまい，腫瘍の位置によって変えるほどのスペースがないからである。

3 腎門部へのアプローチ

　手術は10mmHgで進行させている。基本的に通常の腹腔鏡下腎摘除と同様である。結腸をGerota筋膜前葉の層で剥離し，腎内側へ到達する。背側の筋層を確認した後，第4アームにて腎を挙上し腎門部へ達する。

　われわれの基本アプローチは動脈本幹でのクランプによる全阻血である。そのため3D-CTで，腎動脈の走行により腎動脈本幹のクランプ部位を確認しておく。その部位の腎動脈を剥離しテーピングしておく（図3）。動脈が複数本ある場合は，腫瘍を栄養している可能性がある動脈はすべてクランプし，まったく関係ないと思われる枝のみクランプはしていない。図4は極端な例であるが，4本の動脈があり，上3本は栄養動脈となっている可能性が高いためすべてクランプした。しかし下極端から入っている動脈は腫瘍へは流入していないと考え，これはクランプせずに行った。

　静脈のクランプは通常行っていない。腎門部前面で腎静脈本幹に接している場合には，静脈を修復する可能性があり，クランプできるようにテーピングしておく。

> **DO NOT**
>
> 3D-CTで動脈の確認を十分に行ったつもりでも，腫瘍へ流入する動脈をクランプし損ねることがある。図5は3D-CTでは腎動脈が1本しか描出されていないため，術中に動脈1本をクランプして切除開始したところ動脈性の出血を認め，出血量が1,000mLに達してしまった症例である。水平断の画像を見ると動脈が2本あることがわかる。3D-CTでの動脈走行の確認は重要であるが，水平断で本当にそれで正しいかをよく確認しておくことが安全な手術につながる。

図3　腎動脈の剥離，確保
ⓐ術前3D-CT術中所見，ⓑ術中所見
3D-CTでクランプ予定部位を確認しておき，その部位で腎動脈を剥離する。

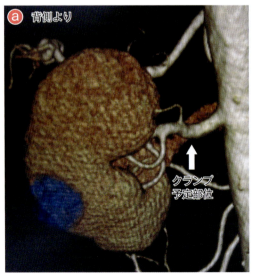
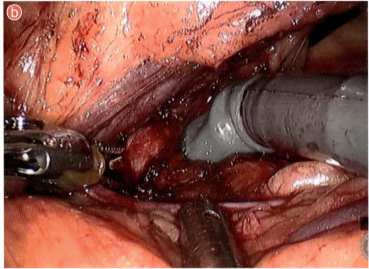

4 腫瘍へのアプローチ

　その後，腫瘍を視野の目の前に来るように腎周囲を剝離してくる（図6）。このときに腫瘍は良い位置に来るように，第4アームを用いて腎を授動すると便利である。腫瘍がカメラの目の前に来るようにできたら，腫瘍辺縁から3〜4mm離して切除予定ラインをマーキングする。予定ラインからさらに1〜2cmの周囲脂肪を切除し腎被膜を露出しておく。こうすることで腫瘍の切除のイメージがつきやすくなり，また実質縫合を行うときにも運針がやりやすくなる。

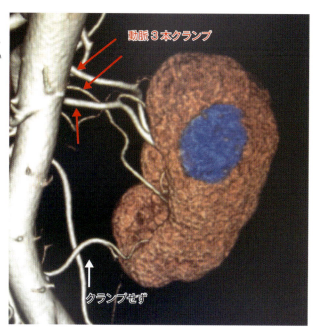

図4 動脈が複数ある場合のクランプ
この症例では4本の動脈があり，上3本はクランプした。しかし下極端から入っている動脈は腫瘍へは流入していないと考え，これはクランプせずに行った。

図5 3D-CTが不完全な例
ⓐ 3D-CT：左腎背側より，ⓑ CT水平断：左腎動脈が2本分岐
3D-CTでは腎動脈が1本しか描出されてないが，水平断をみると明らかに2本が大動脈より直接分岐している。

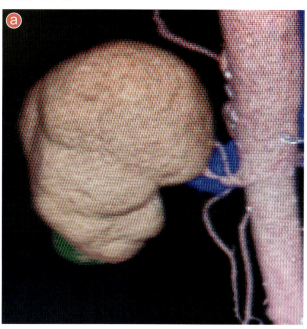
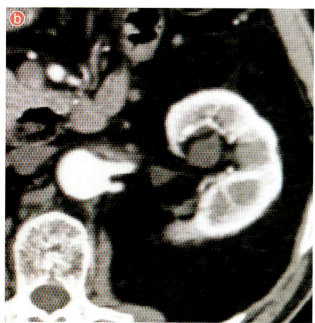

Advanced Technique

男性で腫瘍周囲脂肪と腎被膜の癒着が強い症例がある。その場合，全周性に脂肪を剥がすことが難しい。むしろ逆に被膜が剥がれ出血をしたりすることがある。その場合は手前側の腫瘍辺縁を確認する程度にし，腫瘍を切除しながら奥側を切離することもある。

5 血管クランプ（動脈本幹をクランプ）

　画像で確認した血管の走行をもとに，血管をクランプする。われわれが用いているのは腹腔鏡用のブルドッククランプである。通常1本の血管に1個のクランプで十分阻血可能である（図7）。静脈のクランプは，腫瘍が腎門部前面で静脈本幹に接していて修復が必要になることが予想される場合のみである。ただ静脈クランプするときは動脈がすべてクランプされていないと腎うっ血をきたし，切除中の出血が多くなるため最近では静脈クランプすることがかなり減ってきている。

　また静脈性出血を減らすため，切除中は麻酔科に呼気終末陽圧（positive end expiratory pressure；PEEP）offを依頼し，気腹圧を15mmHgに上げている。また吸引により切除途中で気腹用の二酸化炭素がなくなることがあるので，十分にガスがあることを確認してお

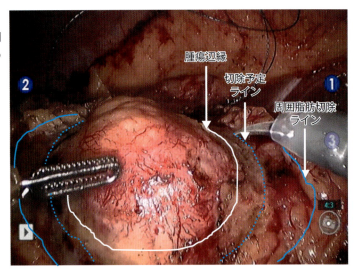

図6 腫瘍周囲剥離
腫瘍周囲に切除予定ライン（点線），その周囲の腫瘍周囲脂肪を全周性に切除し（青実線），腎被膜を露出することで実質縫合がしやすくなる。

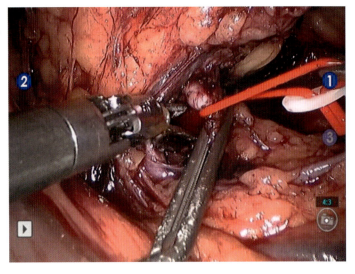

図7 血管クランプ
腹腔鏡用ブルドックで本幹をクランプする。静脈クランプは，腫瘍が腎門部前面にあるときのみである。

く。動脈阻血の前にわれわれは一つ一つ確認をしており，そのリストを 表1 に示した。

6 腫瘍切除

まず切除予定ラインに沿って全周性に腎被膜を切開する。その後左手のfenestrated bipolar鉗子で切開部を広げるように鈍的剥離をし，これに鋭的な切離を加えて腫瘍を切除していく（ 図8 ）。手前から切離していくが両脇も合わせて切離していき，全体のイメージがつくようにしながら底部を切除していく。最近は可能であれば腫瘍底部でも，腫瘍周囲に少しの正常腎マージンをつけて切除する標準的部分切除を行うようにしている。しかし結果的に腫瘍被膜にかなり近い核出術のようになることもある。

また栄養血管が確認できた場合，これを焼灼するのではなく太い血管はクリップをかけて切断するようにしている（ 図9 ）。このほうが後の出血，仮性動脈瘤の予防につながると考えている。その際，吸収性クリップを用いている。非吸収性クリップだと，後に尿路内に迷入し結石の原因となる可能性がある。バイポーラなどで焼灼することも可能であるが，組織が熱変性することで正常組織と腫瘍組織の鑑別がつきにくくなることから，個人的には熱デバイスは切除中ほとんど用いていない。

また尿路の開放部は切除中にわかるので，その部分をよく覚えておき，次のinner sutureのときに確実に縫合閉鎖をする。

表1 クランプ前の確認事項

- 縫合糸は体内に入れたか？
- タコシール®はあるか？
- Needle Driverは認識されるか？
- CO_2ボンベは満タンか？
- カメラは曇りがなく，きれいか？
- ブルドック鉗子の準備はOK？
- PEEP offしてあるか？（麻酔科に依頼）
- 気腹圧15mmHgに上げたか？
- GIA，サテンスキー鉗子は準備OK？

図8 腫瘍切除
ⓐ鈍的剥離，ⓑ鋭的切除
鈍的剥離と鋭的剥離を組み合わせて切除する。

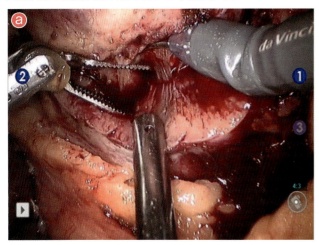
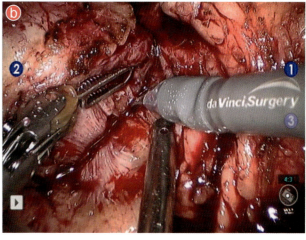

Advanced Technique

腫瘍が腎洞部に近い場合は腫瘍のすぐそばを血管，尿路が走行しているため，腫瘍周囲に正常組織のマージンをつけることができない。このため腎被膜の層で剥離する核出術を行う必要があり，このときはあえて腫瘍の被膜を確認し，被膜を腎実質から剥がしてくるように切除する。その場合でも，いきなり腫瘍被膜ぎりぎりに入り込むのはなかなか難しいため，腫瘍辺縁からある程度離れたところから切除を開始し，鈍的な剥離をしながら被膜を確認するようにしている（図10）。またこの場合，鈍的な剥離が多く必要なるため第4アームを用いるなど，腫瘍にうまく緊張をかけることで切除がやりやすくなる。

7 inner suture

切除が終了したら切除床の血管，尿路を縫合し止血，閉鎖を行う。Inner sutureは術後の出血，尿漏の予防に最も重要なステップであると考えている。われわれは2-0 V-Loc™ の針17mm，長さ15cmのものを使っている。連続で縫合している（図11）。1本では足りずに，2本ぐらい使うことが多く，ときに3本となることもある。

図9 栄養血管が確認できた場合
栄養血管が同定できれば，クリップをかけて切離する。

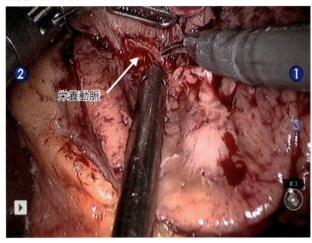
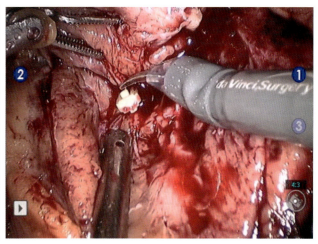

図10 核出術
腎洞部に突出した腫瘍では，腫瘍被膜を腎実質から剥がすようにして切除する。

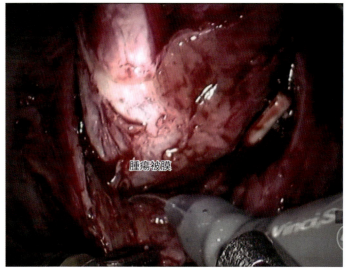

Inner sutureをするときのイメージとしては，血管の断端や静脈性の出血部位を閉鎖止血，切除中に確認した尿路の開放部を縫合するつもりで行うことが重要と考えている（図12）。腎洞をただ単に寄せて閉鎖しようとすると中の血管が止血できずに出血や仮性動脈瘤の原因となる可能性がある。

8 early unclamping

　デクランプのタイミングは術者によっても変わるが，われわれはinner sutureである程度止血が完了したところで動脈クランプを解除するearly unclamping法を用いている。当初阻血時間短縮により腎機能保持につながるといわれていたが，われわれの研究では腎機能保持よりも動脈性出血の有無を確認することで仮性動脈瘤の予防につながるメリットが大きいことを報告している[1]。

　デクランプをしたときに，inner sutureをまだ中縫いの状態としておくことが大事であ

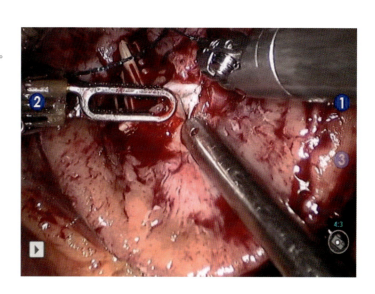

図11 inner suture
吸収糸にて連続で縫合する。尿路は確実に閉鎖する。

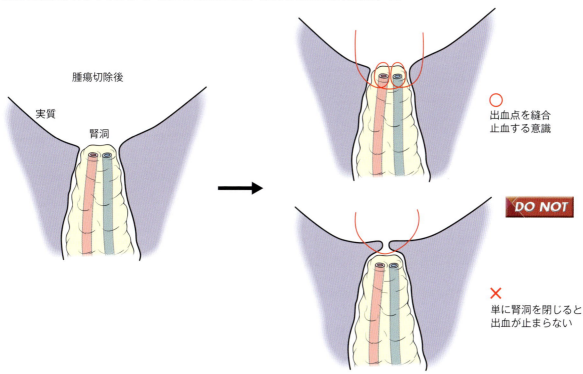

図12 inner sutureの意識
腎洞をただ寄せるのではなく，露出した血管断端，尿路を確実に縫合閉鎖する。

xり，動脈性出血があった場合はその糸を用いて出血部位を縫合する．動脈性出血がある場合は，その部位を助手に吸引管で圧迫してもらい，その間に縫合止血する．もし複数箇所から動脈性出血がある場合は，再度クランプして縫合止血したほうがよい．

9 実質縫合

多くの症例で実質縫合を置いている．2-0 V-Loc™の針37 mm，長さ30 cmのものを用いている．実質縫合には連続縫合，結節縫合，連続縫合でも水平マットレスにしたりといろいろな方法があり，術者，施設の考えに合わせて選択すればよいと思われる．われわれは通常の連続縫合を行っている（図13）．途中は完全に締め切らずにスペースをつくっておき，最後にそこにタコシール®を丸めたものを入れて縫縮している．このときに実質が裂けないよう，よく糸の緊張をみながら寄せていくことが重要である．ただ止血剤の使用については合併症軽減につながるというエビデンスはいまのところないが，術後の安心感は高くなる．

> **Advanced Technique**
>
> 実質縫合について仮性動脈瘤の原因になったり，実質の血流障害をきたし腎機能低下の原因となる可能性も指摘されている．このため実質縫合を置かないことも増えつつある．ただinner sutureのみでほぼ止血が得られている場合に限っており，その場合は切除面にタコシール®を貼付して終了している（図14）．われわれは開腹手術では血管，尿路を確実に縫合止血した後，ソフト凝固さらに実質を焼灼しタコシール®貼付でほぼ全例で実質縫合を回避している．同様のコンセプトで，実質縫合を置かずにロボット手術でも確実に止血する方法を模索中である．ただ実質縫合を置かない方法では尿漏が多くなることをわれわれはすでに報告しており，メリットとデメリットを考慮したうえで行うべきと考えている．

図13 実質縫合
ⓐ縫合中，ⓑ縫合終了時
連続縫合を行い，最後に間にタコシール®を入れて縫縮している．

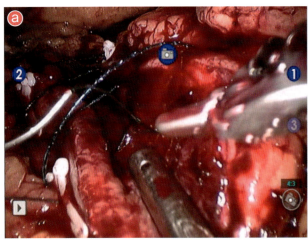 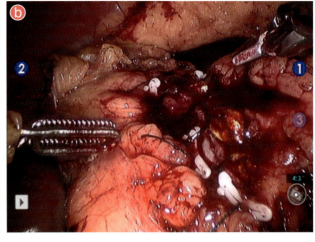

図14 実質縫合を置かない場合
ⓐ inner suture終了時，ⓑ タコシール®貼付後
inner sutureのみでほぼ止血されている場合は，タコシール®を貼付して終了している。

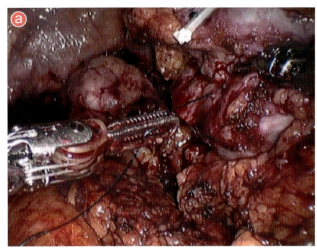 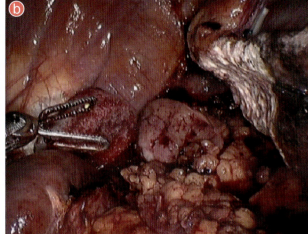

10 止血・閉創

止血を確認後，ドレーンを第4アームのポートから留置し，閉創して手術を終了する。ドレーンについては尿路が開放していない症例については留置していない。

術後管理

通常の術後管理と同様である。われわれは術翌日より水分食事開始，2日目までに尿道カテーテル抜去し，3〜4日目に退院としている。

文献
1) Kondo T, Takagi T, et al: Early unclamping might reduce the risk of renal artery pseudoaneurysm after robot-assisted laparoscopic partial nephrectomy. Int J Urol 2015; 22: 1096-102.

II 腎の手術

腹膜外到達法による腎部分切除術

愛媛大学医学部泌尿器科教授　雜賀隆史

　腎部分切除術における開腹，腹腔鏡，ロボット支援などの各術式のなかでも，da Vinci S, Siを用いたロボット支援手術は，各アーム間の干渉を避けるために経腹膜的到達法を選択されることが多い。しかしながら，腫瘍が背側に位置する症例や腹腔内の癒着が予想される症例など腹膜外到達法が有利な症例も少なからず存在する。また，尿漏や術後出血をきたした場合などにも腹膜外で留まることから有利な可能性がある。

　一方では，①アーム配置の難しさだけではなく，②空間の狭さからの鉗子操作の制限，③内視鏡と対象の距離が取れないために視野範囲の制限や視野汚染の可能性がある，④オリエンテーションの助けとなる他臓器が視野内に乏しい，⑤気腹圧による皮下気腫や高炭酸ガス血症の可能性，など腹膜外到達法における問題点や留意点もある。特に③，④に関しては，ロボット支援手術に特有である対象物の大きさの感覚にある程度慣れが必要なこと，触覚に乏しいことから，ロボット支援手術に熟達していない術者では腹膜外到達法を難しいものとしている。そのため，腹膜外到達法によるロボット支援腎部分切除術（extraperitoneal robot-assisted partial nephrectomy；eRAPN）はロボット支援前立腺全摘除術（robot-assisted radical prostatectomy；RARP）などでロボット操作に熟達した術者・助手と手術チームで取り組む必要があり，可能ならば経腹膜的RAPNの経験をもったうえで導入することが望ましい。

症例選択

　導入初期には，体格が比較的大きく，腹膜外脂肪の少ない，かつ肺機能が良好で皮下組織のしっかりした若年症例を選択することが望ましい。腫瘍位置としては腎中部から下極寄りの背外側が，アプローチが容易である。極端な頂部寄りや下極寄りは，視野が接線方向になったり，内視鏡に近すぎたりして慣れが必要になる。最近では画像解析ソフトを用いることで，術前に腎，腫瘍，血管系や尿路との位置関係を3D構築してシミュレーションすることができ，術前準備に役立てている。この画像はサージョンコンソール内に表示することで術中のナビゲーションとして役立つ（図1）。

手術室アレンジ

　RAPNではRARPと異なり経腹膜到達法，腹膜外到達法だけではなく，患側，腫瘍位置，性差などによる体格差などのバリエーションが多彩であるために，対応できる機器配置を設定しておく必要がある。da Vinci S, Siを用いたeRAPNでは，経腹膜到達法と比較してより頭側からペイシェントカートがロールインするようになるので，麻酔器や麻酔医との位置関係を設定しておく必要がある（図2）。

　通常の麻酔導入，維持の位置関係ではロールインが難しいので，麻酔導入後，①麻酔器の位置を移動する，②患者位置を手術台ごと移動する，などの方法がある。前者ではロールイン時にペイシェントカートの動きのみでドッキング位置をコントロールするのに比べ

て，後者では手術台の位置コントロールを加えることができる反面，側臥位の状態で手術台を動かすリスクがあり，患者体位固定に十分留意する必要がある。一般に手術室のスペースが広く，麻酔器やペイシェントカート移動の自由度が大きい施設では前者を，手術室が比較的小さく，ペイシェントカートの動きに自由度が少ない場合は後者の選択を考慮する。

手術のアウトライン

1. 体位とポート位置
2. 腹膜外腔展開
3. ドッキング
4. 外側円錐筋膜の切開
5. 腎門部剥離
6. 腫瘍切離
7. 腎盂の切開と縫合

手術の手順と要点

1 体位とポート位置

ポート間の距離をできるだけ広く取り，操作空間を広くするために，患側を上にした側臥位で，経腹膜的到達法よりもできるだけ強いJack Knife位をとる。アームが上肢に当たるのを防ぐために両上肢をできるだけ挙上した位置に固定し，特に患側上肢は顔側の低めの位置に固定する（図3）。ポート位置は経腹膜的到達法とは異なり，頭側からのペイシェントカートのロールインで，尾側から頭側向きに手術視野を置くことから図4のような配置になる。患側が右の場合には腹側に第1アーム，背側に第2アームを置き，患側が左の場合には背側に第1アーム，腹側に第2アームを置くようになる。eRAPNではextra-armを使いこなすことが難しい場合が多いが，extra-armを使う場合は腹側に挿入する[1]。

図1 Tile Proを用いた術中超音波画像とVincent画像

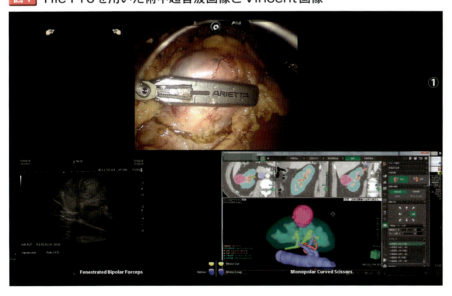

2 腹膜外腔展開

　カメラポート位置で15mm程度の切開を置き，腹膜外腔を用指的に展開する。この際極力大きく展開し，特に腹側の腹膜は臍部近くまで剥離展開する。さらに腹膜外拡張バルーンを用いて空間を拡げることでポート挿入位置の自由度を上げることができる。十分な展開が得られない場合にはまず背側に8mmポートを挿入し，ここからの腹腔鏡下操作で腹膜を剥離，展開する（図5）。ポートはできるだけ浅めに挿入する。特に腹膜外到達法では操作位置がポートから近いために，ポート内からロボット鉗子の関節部が出るため

図2 手術室配置図

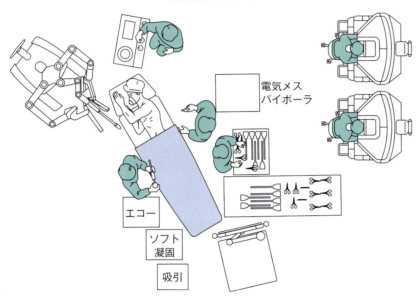

左腹膜外アプローチ

手術室廊下側出入り口

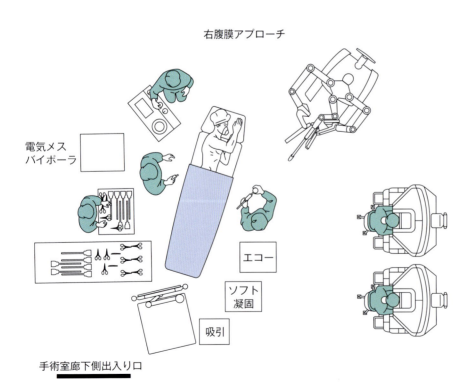

右腹膜アプローチ

手術室廊下側出入り口

の距離が取りづらいからである（図6）。すべてのポートを挿入し，ペイシェントカートのドッキングを行うが，頭側の剥離が十分でない場合には，背側のロボットアームによる展開操作は接線方向になるために使いにくく，また腹側のロボットアームによる操作は内視鏡とfightingすることがある。このような場合は，ドッキング前に腹腔鏡鉗子を用いて頭側の腹膜外腔を外側円錐筋膜が見えるところまで展開しておく。

図3 腕の位置，保護

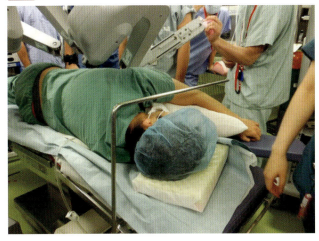
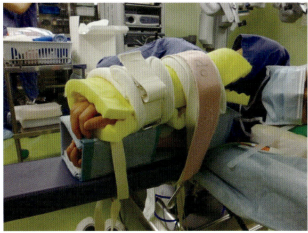

図4 ポート位置（経腹膜アプローチとの違い）

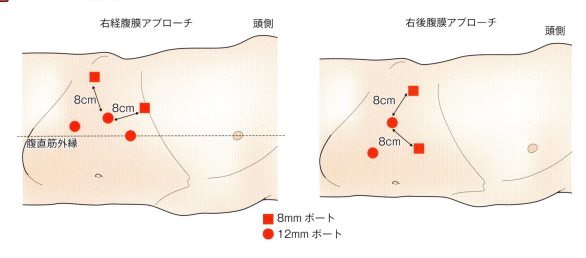

■ 8mmポート
● 12mmポート

図5 腹膜の剥離
腹腔鏡鉗子を用いて腹膜を剥離する。

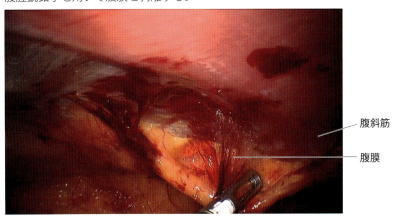

腹斜筋
腹膜

3 ドッキング

ドッキング前に手術台の高さを下げておく。腹膜外到達法ではポート位置が経腹膜的到達法に比べて高いため，手術台が高いとロボットアーム関節部の角度が深くなり運動制限が加わる。また，アームの支柱が患者に当たらないように注意が必要である。

4 外側円錐筋膜の切開

外側円錐筋膜をできるだけ広く切開する。頭側，尾側よりではロボットアームと内視鏡が干渉することがある。その際は操作対象部位を視野の中心から少しそらすことで対応できる場合が多いので，助手がアーム同士の干渉について術者に伝えることが肝要である。

腹膜外到達法では，経腹膜的到達法と比較して容易に腎門部血管，特に腎動脈に至ることが可能であるが，熟達したエキスパート以外は外側円錐筋膜を大きく切開し，腸腰筋の走行を確認すること，さらには尿管の走行を確認したうえで腎門部操作を行うことが安全な手術につながる（図7）。

ロボット手術では熟達した術者でも操作に集中すると内視鏡が回転していることに気づかないこともあり，特に腹膜外到達法では解剖学的指標が少ないために，ときにオリエンテーションを誤る危険性を認識しておかなければならない。腸腰筋や尿管は数少ない解剖学的指標なので，視野の一部に常にとらえていることが望ましい。

図6 ロボット鉗子用ポートは浅めにする

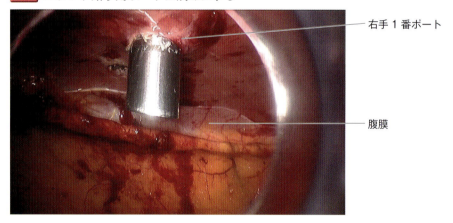

右手1番ポート

腹膜

図7 外側円錐筋膜の切開

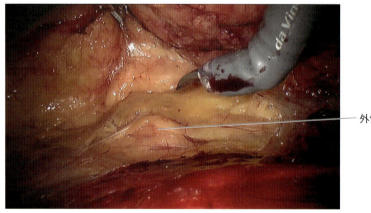

外側円錐筋膜

5 腎門部剝離

　腎門部剝離では基本に忠実な操作に心がけ，血管をロボット鉗子で把持しないようにする。カウタートラクションをかける自由度が高いため，一般に通常の腹腔鏡手術よりもはるかに容易に血管剝離が可能である。腎血管の把持，tapingの際は右手の鋏を持針器に換えて，血管背面の剝離やテープ把持を行うと安全，容易に操作可能である（図8）。

6 腫瘍切離

　腫瘍切離に移る前に，腹膜外到達法では腫瘍が内視鏡，鉗子などと距離が近く，操作制限が加わる場合があるので，できるだけ切離部位を遠目に位置できるようにし，切離前に鉗子，鋏の可動域を確認しておく。また運針が必要な場合を想定し，運針方向や腎の位置関係を把握しておく。腹膜外到達法では助手ポートが1カ所だけのことも多く，吸引や針渡しの位置関係とロボットアームとの干渉する位置関係を術者が理解しておかなければならない。干渉が強い場合には内視鏡を0°から30° UpやDownを用いることも考慮しておく。

　腫瘍切離では，鋏を動かすだけではなく，鉗子で腎の位置を調整しながら切離するとより容易である（図9）。腹膜外腔は容積が少ないため，吸引による空間の変化と気腹圧の変動への影響を受けやすいので，助手は吸引使用を極力少なくし，洗浄を主体とするように心がける（図10）。

図8 持針器を用いて把持，剝離に応用

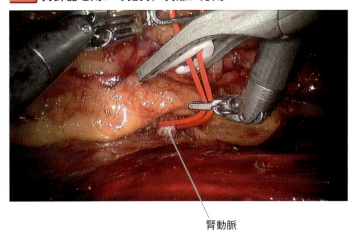

腎動脈

図9 腫瘍切離

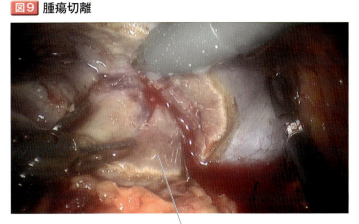

腫瘍

7 腎盂の切開と縫合

　尿路が開放された場合は，細めの吸収糸で縫合する（図11）。大きく開放された血管以外は実質の縫合が必要になる場合は少なく，むしろ実質縫合は仮性動脈瘤形成の可能性があり[2]，どうしても実質縫合が必要な場合には酸化セルロース綿やフィブリンシートを間に挟んで縫合する（図12）。多くの場合はバイポーラ，ソフト凝固もしくは気腹圧上昇に注意しながらアルゴンビームなどで止血可能（図13）であり，動脈クランプ解放後軽度の出血は圧迫で止血する。ロボットではガーゼの上からロボット鉗子で圧迫した状態で，サージョンコンソールの接眼部分から目を離すことでアームが固定されることを利用した安定した圧迫止血が可能である。

　最後に腎周囲脂肪織で腎を覆うように縫合しておく（図14）。

図10 注水しながら切離

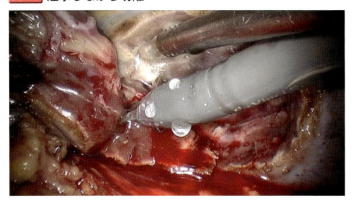

図11 腎盂の切開（ⓐ）と縫合（ⓑ）

腎盂

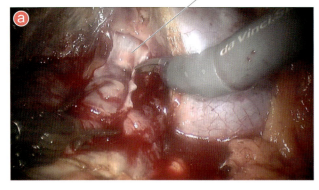
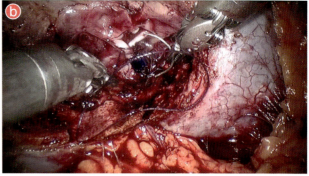

図12 腎実質縫合の場合

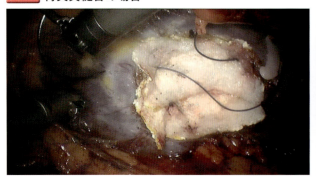
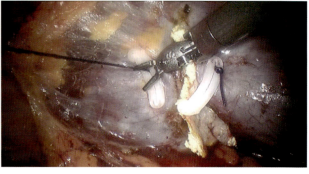

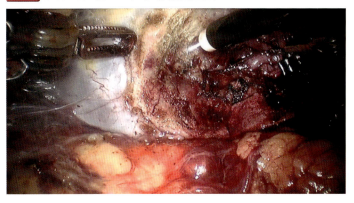

図13 アルゴンビームによる凝固止血

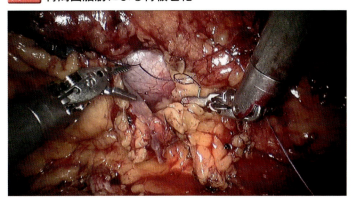

図14 腎周囲脂肪による腎被包化

術後管理

eRAPNでは経腹膜的RAPNと比較して皮下気腫などの可能性が高く，術後においても高炭酸血症が遷延する可能性があるため数時間はモニタリングが望ましい。術後1日目から積極的に離床を進め，食事を開始する。創部ドレーンは後出血や尿漏のモニタリングとして用い，問題なければ術後1日で抜去する。

文献

1) Ghani KR, Porter J, et al: Robotic retroperitoneal partial nephrectomy: a step-by-step guide. BJU Int 2014; 114: 311-3.
2) Kondo T, Takagi T, et al: Early unclamping might reduce the risk of renal artery pseudoaneurysm after robot-assisted laparoscopic partial nephrectomy. Int J Urol 2015; 22: 1096-102.

II 腎の手術

選択的腎動脈クランプ法による腎部分切除術

神戸大学大学院医学研究科腎泌尿器科学分野講師　古川順也
神戸大学大学院医学研究科腎泌尿器科学分野教授　藤澤正人

　従来，小径腎癌の治療法としては根治的腎摘除術が施行されてきたが，近年，制癌のみならず慢性腎臓病の予防の観点からも腎機能温存が重要視され，腎部分切除術による腎温存手術の適応が拡大している。腎部分切除術における到達目標は，制癌，合併症の回避および腎機能温存のいわゆるtrifecta[1]に集約されるが，そのうち最も達成が困難である項目が良好な腎機能温存であるといわれている。良好な術後腎機能の保持のための手術手技の工夫の1つとして，腫瘍および切除領域の支配動脈のみを選択的に遮断することは腎機能温存の点では理論上望ましいが，腹腔鏡手術においては技術的な問題により容易ではなかった。近年，da Vinci surgical system (Intuitive Surgical Inc., Sunnyvale, CA, USA)（以下DVSS）を用いたロボット支援手術が普及するにつれて，多自由度鉗子および高解像度の3D視野などのデジタル機器としての特性を活かし，腫瘍位置や腎血管の解剖学的な情報の術野への投影によるナビゲーション補助にて，正確な選択的動脈遮断を用いた腎部分切除術が行えるようになった[2〜4]。しかしながら，腫瘍の位置や腎血管の解剖学的な個体差により全症例に選択的動脈遮断を施行することは困難であり，その適応については術前の詳細な評価が必要とされる。

　腎動脈本幹のクランプを行う全阻血と比較し，選択的腎動脈クランプ法を行うことによる術後腎機能に関するメリットとしては，短期的な腎機能温存は優れているとする報告が多いが現時点で長期的な腎機能に関する優位性は示されてはいない[5〜7]。しかしながら，特にCKDステージの高い症例や単腎症例などにおいては，術後早期の血液透析のリスクを回避するためには有用ではないかと考える。

　本項では，当科で施行している3次元再構成画像を利用した選択的動脈クランプ法を用いたロボット支援腎部分切除術を紹介する。

術前検査，術前準備

　選択的腎動脈クランプを行うためには，術前CT画像データを用いた3次元再構築画像による詳細な評価が不可欠である。院内採用の画像viewerを用いることも可能であるが，より機能的に特化した画像処理ソフトウェアを用いるほうが精細な解剖学的な評価が可能である。使用頻度が高いと思われるソフトウェアはDigital Imaging and Communications in Medicine (DICOM) viewerであるOsiriX (Pixmeo, Geneva, Switzerland)[8]，あるいはボリュームアナライザーSYNAPSE VINCENT（富士フイルムメディカル（株），東京）（以下VINCENT）が挙げられる。ほかにも多様なソフトウェアが開発されており，目的に応じて使用することが有用である。解像度の高い3次元画像を再構成するためには1mmスライスで撮影した造影CTより，動脈相，静脈相および排泄相の3相のDICOMデータを個々の使用するソフトウェアに取り込み，OsiriXでは腫瘍をROI (region of interest) として指定した後に3次元再構成 (3D volume rendering) を行い，不必要な領域をトリミングし目的とする画像を構成している。VINCENTでは3相の画像のfusionが可能であるが，OsiriXでは困難であり注意を要する。

実際の術前評価としては，動脈層の再構成画像を用い，腎実質のvolume renderingにて透過性を変化させることにより比較的末梢までの動脈分枝に関する情報が得られ，腫瘍に流入する支配動脈の評価が可能となり選択的遮断を行う動脈が決定される（図1a, b）。静脈相の再構成画像は，目的とする動脈と静脈の解剖学的な位置関係の評価や，腎実質のコントラストを調整することによる腫瘍の埋没の程度および腫瘍の裏面に存在する血管の評価に用い（図1c），後述する術中ナビゲーションは主にこの再構成画像を用いて行っている。排泄相の再構成画像は，想定される腫瘍切除ラインにおいて術中開放が予想される尿路の評価に用いている（図1d）。

一方VINCENTでは，前述した動脈，静脈および排泄の3相をfusionした画像の作成が可能であり，この画像を用いたナビゲーションを行うことが有用である。また，VINCENTでは選択的腎動脈クランプにおけるクランプを行う腎動脈の分枝の推定血流支配領域を示しその定量化が可能であり，複数本の分枝であっても推定阻血領域の把握が容易であるため，クランプを行う腎動脈分枝の選択は容易である（図2）。

目標とする選択的クランプを行う腎動脈の選定を行う際には，腎静脈や尿路との解剖学的な位置関係も考慮する必要があり，どの部位で腎動脈を確保しクランプするかが重要となる。理想的なクランプ位置がみつからない場合には，より中枢での確保あるいは末梢での複数本の確保などを考慮し，必ずしも理想的な位置でのクランプが可能ではないことも念頭に置きながら術前評価を行う必要がある。これまでの200例を超えるDVSSによる腎

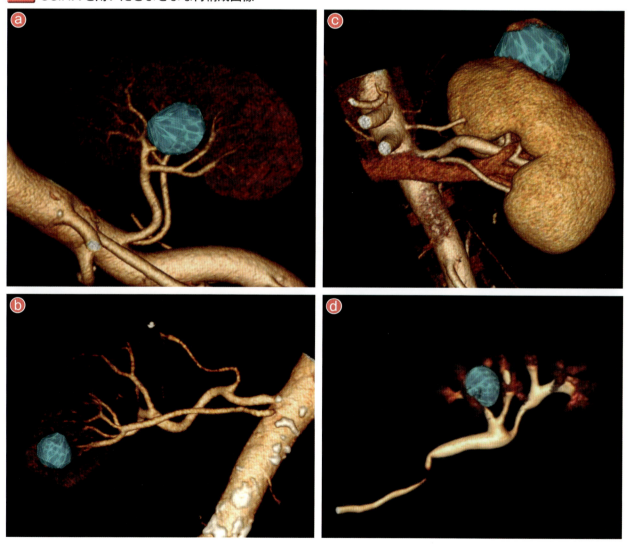

図1 OsiriXを用いたさまざまな再構成画像

図2 VINCENTを用いた再構成画像

選択的クランプを行う腎動脈の仮想阻血領域が示される。

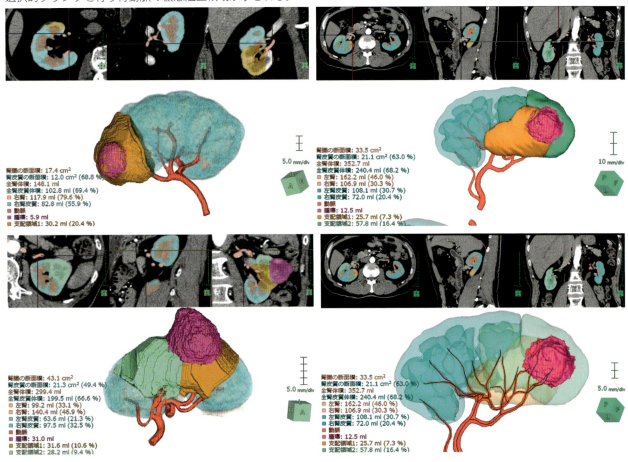

部分切除術の経験では，30〜40％の症例で選択的腎動脈クランプが選択され，経腹膜のみならず後腹膜アプローチでも安全に施行可能である。しかしながら腎門部腫瘍や腎中心に位置する埋没腫瘍に代表される高難度症例や，外側に位置し突出する腫瘍でも腎中央部にありNephrometry scoreにおけるlocationがXに相当するものは，腎動脈腹側枝と背側枝ともに腫瘍領域のfeederとなっている場合が多く，選択的腎動脈クランプが困難であることが多い。

手術手技

選択的腎動脈クランプを行うロボット支援腎部分切除術における基本的な手術方法は腎動脈本幹をクランプする場合と相違はない。本項では選択的腎動脈クランプに関連し有用であると考える手術手技について述べる。

選択的腎動脈クランプを安全かつ正確に行うために最も重要な手法は，術中にクランプ予定の腎動脈の解剖学的な位置を把握するためのナビゲーションであると考えている。術前評価により決定されたクランプを行う腎動脈の正確な位置や分枝の情報を，術中リアルタイムに術者に提供することが有用である。DVSSのデジタル機器としての特性を活かし3次元再構成画像を作成したコンピュータ本体とsurgeon consoleをDVI（digital visual interface）ケーブルを用いて接続し，再構成した画像をTilePro™機能にてコンソール画面上に表示することにより，クランプすべき動脈の走行や静脈や尿路との位置関係，およ

び腫瘍へ流入する動脈の走行などの正確な情報を，実際の術野と比較しながら確認することが可能となり，精度の高い手術を行うために本術式導入時より活用している（図3）。

残念ながら，現時点では自動でナビゲーションを行うところまでは至っていないが，近年，腫瘍の位置情報を元に腫瘍や腎血管および尿路の解剖学的情報を術野に投影し自動追従を行うナビゲーションの開発が進んでおり，大変期待されている。われわれの方法では助手が術野を見ながら術者の指示に従い，構築画像の位置調整やレンダリング調整操作を適宜リアルタイムに行っている。

実際の症例において選択的腎動脈クランプ法およびナビゲーションの利用法につき解説する。

症例1

図4に示す左腎下極2.5cmの腫瘍に対し経腹膜アプローチを選択した。術前の画像評価（図4a：OsiriX，図4b：VINCENT）により，図中の矢印で示した腎動脈が腫瘍の支配領域血管と判断し，この腎動脈の選択的クランプを予定した。

図4cに示すように腎動脈の剥離の際に再構成した画像をTilePro™機能にてコンソール画面上に表示することで，標的の腎動脈のみならず周囲の腎静脈や腎実質の位置関係を確認しながら正確に血管テープで確保を行う。次に腫瘍切除ラインを想定し，腎周囲脂肪を剥離後に超音波を併用して再構成した画像を利用し，腫瘍位置を確認し切除ラインのマーキングを行う。腫瘍の位置や埋没の程度，切除底に露出することが予想される血管や腎盃の位置をナビゲーションにより十分に安全な切除イメージが得られた後に標的腎動脈をクランプし，腫瘍切除および腎実質縫合を行う（図4d〜f）。

症例2

図5に示す左腎門腹側の2.2cmの腫瘍に対し経腹膜アプローチを選択した。術前の画像評価により2本の腎動脈が大動脈より分かれており，図5aの矢印で示す腹側枝の第2分枝が腫瘍の支配領域血管と判断し，本症例では超選択的なクランプを予定した。術中ナビゲーションを利用することにより，阻血すべき分枝の同定のみならず腫瘍に直接流入する小動脈の同定（図5b）や切除面に露出する末梢動脈の描出も可能である。腎門部腫瘍での選択的クランプを行う際には腎門部の脂肪組織を丁寧に除去し，腎血管を腎切痕まで十分に剥離を行い腫瘍に流入する動脈をあらかじめクリップし切断しておき，温存する腎

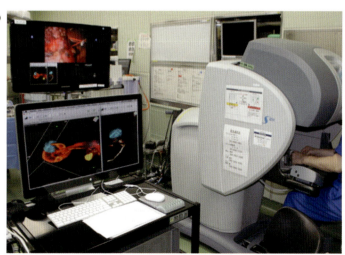

図3 TilePro™機能を用いて再構成した画像のコンソール画面への表示

図4 症例1の再構成画像および術中所見

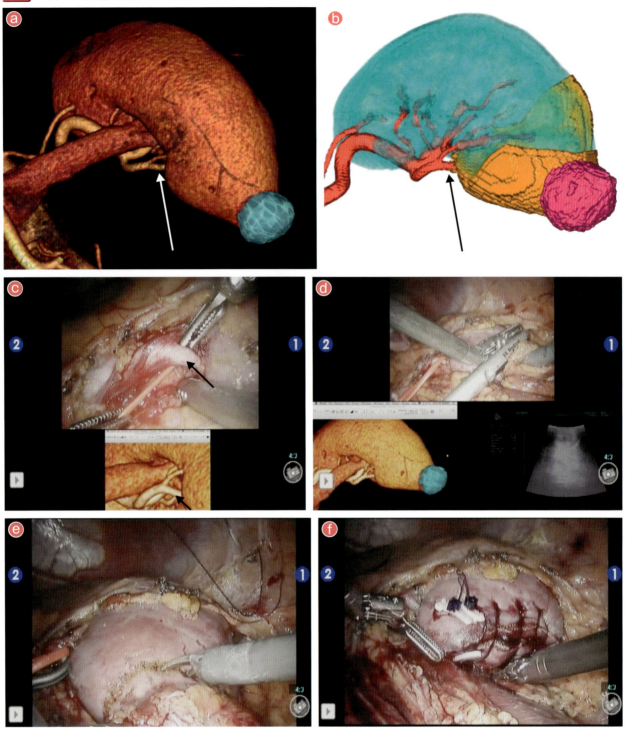

動脈を可及的末梢まで腫瘍と剥離を行っておくと，腫瘍切除の際に温存すべき腎動脈を誤って切断する危険は少なくなると考える．

　本症例ではナビゲーションを有効利用し，クランプを予定する腎動脈分枝を確保（図5c, d）後にさらに末梢まで腫瘍と剥離を行い，術前に同定していた腫瘍に流入する動脈を先にクリップし切断した（図5e, f）．次に腫瘍周囲の剥離と超音波を用い切除ラインのマーキングを行った後に，超選択的な腎動脈クランプを行い，腫瘍切除および腎縫合を行った．

　これまでわれわれが経験した症例の解析では，選択的動脈クランプを行った症例では腎動脈本幹のクランプ症例と比較し術中出血量が有意に多かったため（腎門部での選択的ク

図5 症例2の再構成画像および術中所見

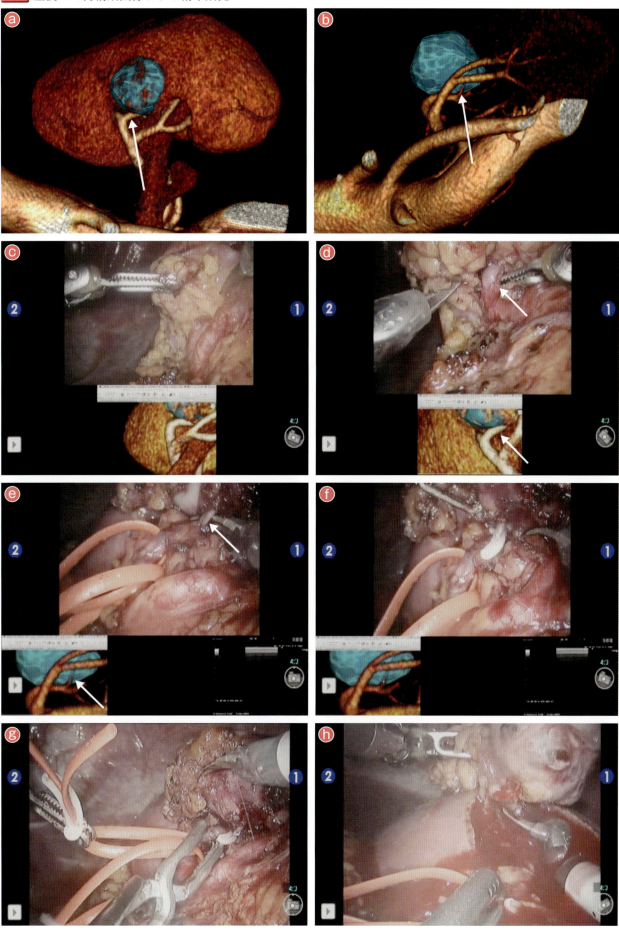

ランプでは 図5h 程度の出血がみられる場合がある），本症例のような腎動脈分枝の超選択的な動脈遮断を行う場合は，切除時の予期せぬ出血や切除ラインの誤認に備え，より中枢での動脈の確保を行っておくと安全である（本症例では 図5e, g に示すようにクランプする腎動脈より中枢の腎動脈を念のためテーピングしている）。経験が浅い場合に視野不良のまま切除を続けると，温存すべき腎動脈や太い腎静脈の損傷，および切除ラインの誤認よる腫瘍への切り込みのリスクが高まると考え，より中枢で確保した腎動脈での再クランプが望ましい。

症例3

腎門部埋没腫瘍に代表される高難度症例においても，選択的腎動脈クランプを試みることが可能な症例が存在する。図6 に示す右腎門部腹側埋没2.8cmの腫瘍では， 図6a, b の矢印に示す腎動脈本幹からの腹側への第1分枝をクランプする予定とした。

前述したように丁寧に腎門部の脂肪組織を除き，腎動脈本幹から腎切痕に向けて剥離を行い，可能な限り末梢まで剥離を行って腫瘍に直接流入する動脈はクリップをかけ先に切断している（図6c, d の矢印に示す動脈）。また先に切断した動脈の両側に存在する腎動脈分枝は温存を試みたため，図6d に示すように腫瘍切除前に可及的に腫瘍との剥離を行い，腫瘍との切除ラインの境界を確認しておく。腫瘍底が腎静脈や腎盂と隣接している場合には，腫瘍底の切除時に鋭的切断ではなく鈍的剥離操作を行い，特に腎静脈本幹の損傷を起こさないよう細心の注意が必要である。その際にも術中ナビゲーションを有効利用し，腫瘍と腎静脈や腎盂との位置関係を認識することが肝要である。

図6 症例3の再構成画像および術中所見

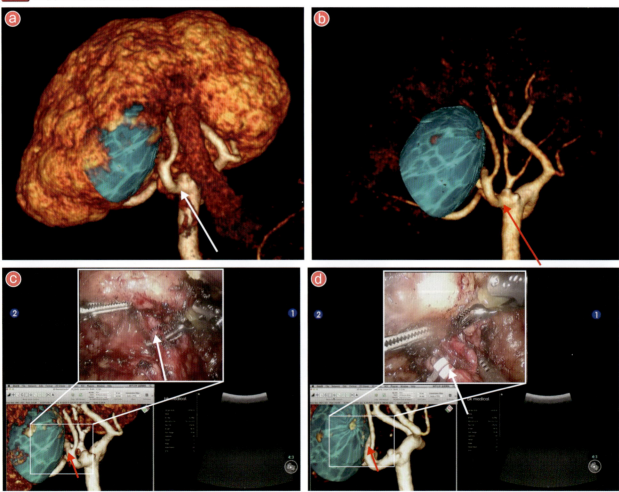

おわりに

　本項では当科で行っている3次元再構成画像による術中ナビゲーションを利用した選択的動脈クランプ法によるロボット支援腎部分切除術式を紹介した。選択的腎動脈クランプ法は，術前画像より適応症例を選択し，適切なクランプ位置を設定し，術中画像を用いたナビゲーションを有効利用して正確にその動脈のクランプを行うことがその本質である。手術手技としては腎動脈の末梢での剥離を正確に行う技術が要求され，腎動脈分枝に伴走する静脈からの出血をきたさず良好な視野で丁寧に剥離操作を行う必要がある。腫瘍切除や腎縫合に関しては，腎動脈本幹のクランプ法と同様である。

　再構成画像を用いたナビゲーションに関しては，当初予想されていた仰臥位撮影のCT画像を再構築した問題点として挙げられる腎体位での手術操作による標的臓器の変位や変形による精度の低下は，これまでの経験からは些細でありその有用性は高いと考える。

　腫瘍切除に際しても，術中超音波画像と再構成画像を併用し腫瘍の位置や埋没の程度を正確に評価した後に切除を開始することにより，現在まで切除断端陽性例は認めておらず，制癌の点からも有益であると考えられる。

　腎部分切除術は腫瘍の位置や血管の解剖学的特徴など症例ごとの差異が非常に大きいため，可能な限りさまざまなモダリティーを取り入れ解剖学的なイメージを高め，個々の症例に応じた詳細な術前評価を行うことが，安全かつ正確な手術の遂行に役立つことと思われる。

文献

1) Hung AJ, Cai J, et al: "Trifecta" in partial nephrectomy. J urol 2013; 189: 36-42.
2) Gill IS, Eisenberg MS, et al: "Zero ischemia" partial nephrectomy: novel laparoscopic and robotic technique. Eur Urol 2011; 59: 128-34.
3) Furukawa J, Miyake H, et al: Console-integrated real-time three-dimensional image overlay navigation for robot-assisted partial nephrectomy with selective arterial clamping: early single-centre experience with 17 cases. Int J Med Robot 2014; 10: 385-90.
4) Abreu AL, Gill IS, et al: Zero-ischaemia robotic partial nephrectomy (RPN) for hilar tumours. BJU Int 2011; 108: 948-54.
5) Furukawa J, Miyake H, et al: Renal Functional and Perioperative Outcomes of Selective Versus Complete Renal Arterial Clamping During Robot-Assisted Partial Nephrectomy: Early Single-Center Experience With 39 Cases. Surg Innov 2016; 23: 242-8.
6) Komninos C, Shin TY, et al: T Renal function is the same 6 months after robot-assisted partial nephrectomy regardless of clamp technique: analysis of outcomes for off-clamp, selective arterial clamp and main artery clamp techniques, with a minimum follow-up of 1 year. BJU Int 2015; 115: 921-8.
7) Yezdani M, Yu SJ, et al: Selective Arterial Clamping Versus Hilar Clamping for Minimally Invasive Partial Nephrectomy. Curr Urol Rep 2016; 17: 40.
8) Rosset A, Spadola L, et al: OsiriX: an open-source software for navigating in multidimensional DICOM images. J Digit Imaging 2004; 17: 205-16.

II 腎の手術

腎盂形成術

滋賀医科大学泌尿器科学講座講師　**上仁数義**
滋賀医科大学泌尿器科学講座助教　**小林憲市**
滋賀医科大学泌尿器科学講座教授　**河内明宏**

　腎盂形成術のgold standardは開放腎盂形成術(open pyeloplasty；OP)である。1993年にSchuesslerらが腹腔鏡下腎盂形成術(laparoscopic pyeloplasty；LP)を最初に報告したが，体腔内縫合など技術的な困難さから，限られた施設でエキスパートによって行われている。Gettmanらが2002年にロボット支援腹腔鏡下腎盂形成術(robot assisted laparoscopic pyeloplasty；RLP)を最初に報告してから，2007年から爆発的に欧米で施行されるようになり，2010年には，成人ではRLPはOPを凌駕し[1]，小児でも増加傾向にありLPとRLPで30％を占めるようになった[2]。メタアナリシスの結果，RLPは，手術成績に関してもOPと同等の成績(90％以上)で，術創が小さく，術後回復も早いと報告されており[3]，標準的手術になりつつある。残念ながら2017年時点で，本邦では保険適応になっていない。

適応，禁忌

適応：症候性水腎症(腹痛，尿路感染症，腹部腫瘤)，核医学検査で分腎機能低下(40％)を呈する無症候性水腎症
禁忌：未治療の凝固異常，心肺機能異常，敗血症

術前検査，術前準備

尿検査，尿培養検査：尿路感染症は手術までにコントロールしておく。
KUB，腹部CT：腎盂尿管移行部の局在を確認するとともに，異常血管の有無，腎結石合併の有無，術後留置するJJカテーテルの長さを測定しておく。
　JJカテーテルは，可能なら手術の数週間前に抜去しておく。
　抗生物質は尿培養の結果で，感受性のあるものを用いるが，尿路感染が明らかでない場合は，第二世代のセフェム系抗生物質を使用する。

手術のアウトライン

1. 麻酔
2. 体位
3. ポート留置
4. ロボットドッキング
5. 結腸授動
6. 腎盂尿管剥離
7. 腎盂・尿管切開
8. 腎盂尿管吻合
9. 尿管ステント留置
10. ドレーン留置
11. 閉創

手術手技

1 麻酔

全身麻酔で行う。

2 体位

砕石位もしくは仰臥位で逆行性腎盂造影を行い，腎盂尿管移行部と臍部との位置関係を把握しておく。5～6Frの尿管カテーテルを腎盂まで留置し，尿道バルンカテーテルに糸で固定しておく（腎盂尿管吻合の際に逆行性にガイドワイヤーを用いてJJカテーテルを留置する）。尿管カテーテルは，腎盂を拡張させる目的でクランプしておく。尿管カテーテルおよび尿道カテーテルが留置できれば，患側を上にした半側臥位とする。腰枕やベッドのflexは行わず，腋下枕のみ使用する。

3 ポート留置

ベッドを30°ほどローテーションし，フラットにする。腎盂尿管移行部に到達しやすい位置で，臍もしくは臍周囲にカメラポート（12mm）を置き，ロボット支援腎部分切除術と同じ要領で，ロボット用ポート（8mm）をカメラポートから8～10cm頭側もしくは尾側に離して留置する。患者の体格などで微調整を行い，ロボットアームが患者に衝突しないよう注意する。ロボット右手とカメラポートの間に，助手用の5mmポートを留置し，縫合糸の出し入れや，術野の吸引などを行う。サードアームは通常使用しない（図1）。

4 ロボットドッキング

患者の背側から手術ベッドに後方30°の角度でドッキングする。第1アーム（右手）はモノポーラーシザース，第2アーム（左手）はバイポーラー鉗子を使用する。

5 結腸授動

気腹圧8～10mmHg，中～高フローで腹腔鏡を開始する。肝臓・脾臓の腹壁への癒着を剥離し，結腸と腹壁との癒着を剥離する。

左側は腸間膜越しに，腎盂尿管移行部が同定できる場合，結腸を授動せずに腸間膜アプローチで手術を行える。

右側は十二指腸の損傷に注意する。剥離の際はcoldで行い，エナジーデバイスをできるだけ使用しないようにする。腎盂尿管を横切る交差血管を，同定できた場合は剥離し，ベッセルテープなどで把持し，温存に努める。

6 腎盂尿管剥離

腎下極あたりで尿管を同定し，その上方で拡張した腎盂をGerota筋膜越しに透見できる。腎盂および腎盂尿管移行部を露出できれば，腎盂の外膜を切開し，腎盂尿管移行部をskeltonizeする。このとき温存できる栄養血管は温存に努める。腎盂切開予定部の1cmほど上方に，2-0直針で腎盂を腹壁に吊り上げる。

図1 ポート位置

逆行性腎盂造影で得られた，腎盂尿管移行部の局在に合わせてポート位置を決定するが，カメラポートと左右の第1，第2ポートまでの距離は7〜8cmを基本とする。女性の場合は，可能な限り美容面から臍をカメラポートとする。助手用ポートは，カメラポートと第1ポートの間に置くが，癒着などがある場合，臨機応変に対応する。

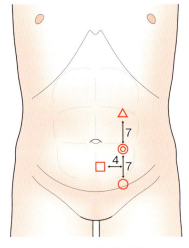
case 1：36歳,男性

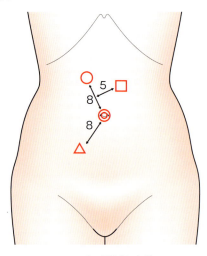
case 2：73歳,女性

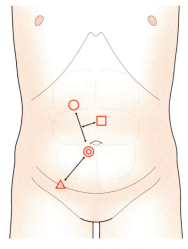
case 3：14歳,男性

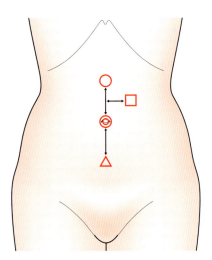
case 4：45歳,女性

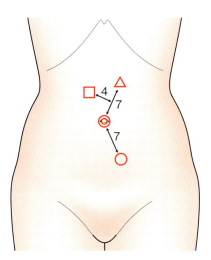
case 5：46歳,女性

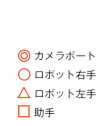

◎ カメラポート
○ ロボット右手
△ ロボット左手
□ 助手

7 腎盂・尿管切開

　腎盂を牽引した部分のすぐ末梢部の腎盂をシザースで切開する（図2）。腎結石がある場合は，腎盂に軟性膀胱鏡が入る程度の小さい切開のみとし，この時点で軟性膀胱鏡とバスケット鉗子で結石を抽石する。

　腎盂切開は6時の部分を残して，7時から5時まで切開する。尿管切開は，腎盂の6時方向から尿管後壁を正常径の尿管が出てくるまで切り開く。腎盂尿管を切離し，腎盂最下端まで切開を加える（図3）。この操作で腎盂尿管がdismemberedされるので，交差血管がある場合は血管を下方に授動し，血管の前面で吻合を行う。

図2 腎盂切開
ⓐ 腎盂を2-0直針で吊り上げた後，腎盂壁を切開する。
ⓑ 尿管のspatulateは腎盂を離断せずに後壁を切開する。

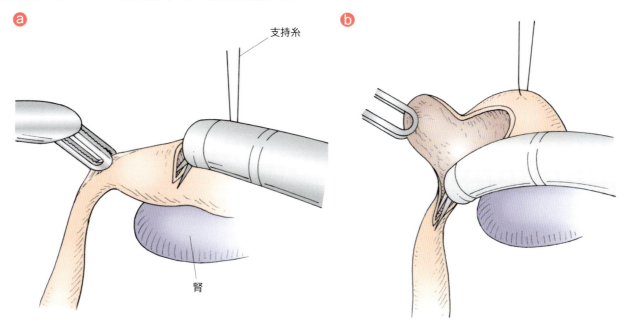

図3 尿管切開，腎盂尿管離断
ⓐ 尿管のspatulateは正常径の尿管が出てくるまで行う。
ⓑ 尿管のspatulateが終了したら，腎盂尿管を腎盂下端で切離する。

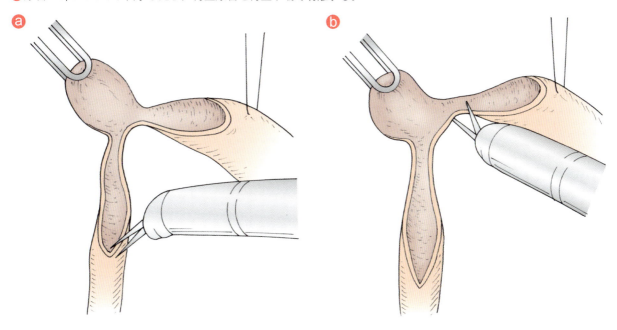

8 腎盂尿管吻合

　第1アーム（右手）をニードルドライバーに変更し，5-0もしくは6-0のモノフィラメント吸収糸を用いて腎盂最下端と尿管切開下端部のアンカー縫合を行う：腎盂（外→内），尿管（内→外）（図4）。Tension freeかつ捻じれのないように外科結紮で縫合する。後壁の腎盂尿管吻合を，結節縫合もしくは連続縫合で行う（図5）。

　腎盂尿管移行部がかなりのhigh insertionで，剥離が困難であれば，腎盂尿管移行部を切離した後に縫合し，腎盂最下端を新しく開窓し，腎盂尿管吻合を行う。

図4 腎盂尿管吻合：運針
ⓐ 5-0モノフィラメント吸収糸でのアンカー縫合を，腎盂下端を外→内に運針する。
ⓑ 尿管切開部を内→外に運針する。

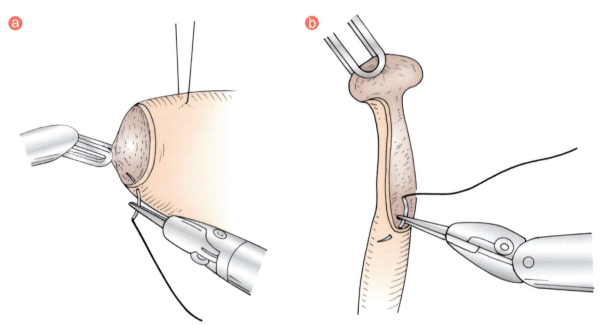

図5 腎盂尿管吻合：縫合
アンカー縫合を外科結紮で（ⓐ），緊張なく，捻じれがないように縫合する（ⓑ）。

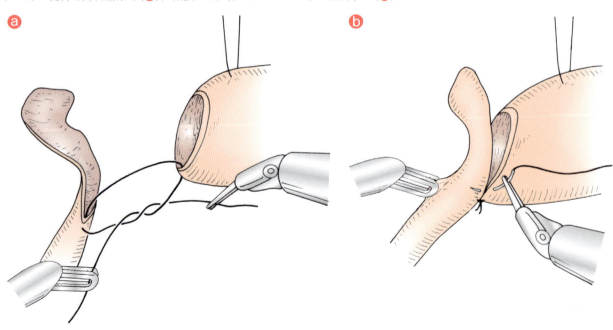

9 尿管ステント留置

逆行性もしくは順行性にガイドワイヤーを用いてJJカテーテルを留置する。順行性に挿入した場合は、色素で色をつけた生理食塩水を膀胱内に注入し、JJカテーテルの先端が膀胱内にあることを確認しておく。腎盂を牽引した糸を緩め、前壁の腎盂尿管吻合を結節縫合もしくは連続縫合で行う。

腎盂尿管吻合に用いない尿管断端は、吻合の際に把持に使用し、吻合後に余剰部分は切除する。ロボットの把持力は強く、粘膜が容易に挫滅するので、吻合に用いる正常尿管の粘膜面は把持せずに、漿膜側を持つように心がけることが重要である。

10 ドレーン留置

止血を確認し、助手用の5mmポートから閉鎖式ドレーンを挿入する。

11 閉創

気腹圧を6mmHg低フローに下げ、出血がないことを確認し、ポートを順次抜去する。腹膜、筋膜、皮下筋膜を4-0吸収糸で閉鎖し、皮膚を5-0吸収糸で埋没縫合し、表面皮膚接着剤でドレッシングする。

術後管理

JJカテーテル閉塞予防のため、すこし多めの輸液を投与する。
術翌日（POD1）：尿道バルーンを抜去し、食事を開始する。水分摂取が可能であれば輸液を中止する。
術翌々日（POD2）：ドレーン排液の増加がなく腹部症状がなければ、ドレーンを抜去する。
術後3日目（POD3）：退院可能
術後4週間目：小児は入院で全身麻酔下に、成人は外来で局所麻酔下にJJカテーテル抜去を行う。

DO NOT

1. 触覚がないため、組織を愛護的に扱う。
2. 5-0もしくは6-0の針は小さいため、破損や腹腔内に飛散しないように愛護的に扱う。
3. 腹腔鏡下腎盂形成術の際に経験する、無理のある角度からの運針、縫合と異なり、自由に動く関節を意識して、エレガントな運針、吻合を正確に行う。
4. 助手は、ロボットアームが患者に衝突しないよう、注意を払う。

文献

1) Monn MF, Bahler CD, et al: Emerging trends in robotic pyeloplasty for the management of ureteropelvic junction obstruction in adults. J Urol 2013; 189: 1352-7.
2) Varda BK, Johnson EK, et al: National trends of perioperative outcomes and costs for open, laparoscopic and robotic pediatric pyeloplasty. J Urol 2014; 191:1090-5.
3) Autorino R, Eden C, et al: Robot-assisted and laparoscopic repair of ureteropelvic junction obstruction: a systematic review and meta-analysis. Eur Urol 2014; 65: 430-52.

III 膀胱の手術と尿路再建術

III 膀胱の手術と尿路再建術

膀胱全摘除術（男性）

秋田大学大学院医学系研究科腎泌尿器科学講座准教授　井上高光
秋田大学大学院医学系研究科腎泌尿器科学講座教授　羽渕友則

　膀胱全摘除術は，通常尿路変向術に先行して同時に行われ，泌尿器科領域の手術において最も侵襲度の高い手術の1つである。ロボット支援根治的膀胱全摘除術（robot-assisted radical cystectomy；RARC）は，2003年にMenonらによって初めて報告され[1]，海外ではメタ解析でもその安全性が示されつつある[2]。本邦では本稿執筆時はいまだ保険適用外であるが，腹腔鏡下による出血量の低減と，ロボットアームやハイビジョンカメラによる精密な手技により，今後の進歩が期待される。

　本項では，男性のRARC術式のうち，尿路変向を除くリンパ節郭清術および膀胱全摘術の術式について詳説する。リンパ節郭清術の術式は他項でも紹介するが，本項でも触れるのは，われわれの施設ではリンパ節郭清術を膀胱全摘除術の前に行っており，RARCを理解するためにリンパ節郭清術の解説は不可欠であるためである。なお，手術用ロボットはda Vinci SあるいはSi（Intuitive Surgical）を使用した想定で記載している。

適応，禁忌

適応：絶対的適応は，遠隔転移がなく筋層浸潤を認める浸潤性膀胱癌患者や，BCG抵抗性あるいは不応性の膀胱上皮内癌患者で，根治の望める場合である。開放術式による膀胱全摘除術では，進行性症例であっても高度な血尿きたす場合や膀胱刺激症状が強い患者に対し，QOL向上の目的で行われる場合もあるが，現時点でのRARCの適応は，骨盤や直腸への癒着が予想されない定形手術症例に限定されるべきであろう。

禁忌：RARCの現時点での禁忌症例は，骨盤内への放射線療法後や腫瘍浸潤によって骨盤壁や直腸，腸管との癒着が予想される症例や，高度の腹腔内癒着が予想される症例，重篤な心血管系または呼吸器合併症をもつ症例などが挙げられるが，今後変化する可能性がある。

術前検査，術前準備

膀胱癌の検査：尿道膀胱鏡による腫瘍の形態と位置，大きさの記載と，尿細胞診，CTによるリンパ節転移や遠隔臓器転移の診断，CTおよび排泄性尿路造影による上部尿路腫瘍の有無の診断，MRIによる腫瘍深達度の診断が重要である。また経尿道的膀胱腫瘍切除術（transurethral bladder tumor resection；TURBT）による筋層を含む切除片の深達度および核異型度，浸潤様式の診断により，膀胱全摘の適応が決定される。前立腺特異抗原（prostate specific antigen；PSA）の採血と直腸診も必ず行い，前立腺癌の存在を否定しておくことも重要である。

一般検査：全身麻酔の準備として循環器系や呼吸器系の既往歴，基礎疾患，内服薬を詳細に聴取することが重要である。

ロボット支援手術のための検査：事前に腹部手術の既往歴をよく聴取し，手術歴のある場合は腹壁の傷の位置や大きさを図に書いて記載しておくことが重要である。高度の腹腔内癒着を予測し，開腹手術が有利か否かやロボットアームのトロカー位置を決定する参考と

なる。正中切開の既往がある場合は，正中に癒着の可能性があるため，カメラポートの位置を左右にずらす必要がある。

術前準備：①術前3日前から術前日夜までの低残渣食，②術前日のマグコロールP®の内服，③術前夜のセンナ製剤の内服，④術当日朝の浣腸，としている。最近の術後回復強化（enhanced recovery after surgery；ERAS）の考え方では，マグコロールP®やニフレック®などの峻下剤処置は手術部位感染（surgical site infection；SSI）を減らさないとされるが[3]，腸管機械的処置＋経口抗菌薬予防投与が大腸手術後のSSIを減らすとの報告もあり議論がある[4]。

手術のアウトライン

1. 麻酔，体位
2. トロカー配置および設置
3. 腹膜切開と骨盤リンパ節郭清
4. 膀胱前立腺後面（直腸前面）の処理
5. Retzius腔の展開および内骨盤筋膜の切開
6. 膀胱側方血管茎とDVCの処理
7. 尿道の処理と膀胱摘出

手術手技

1 麻酔，体位

手術台は尾側にスライドさせ，患者背側にビーズの入った陰圧式体位固定具を敷き，手術台にしっかり固定する。麻酔は硬膜外麻酔補助下の全身麻酔で行う。砕石位とし，両側下腿に深部静脈血栓症予防のためのフットポンプを装着する。下肢の固定には，下腿から足先まで固定するブーツ型の支脚器を使用する。RARCは長時間手術になる可能性もあり，コンパートメント症候群などの予防のため神経，筋および循環に対する圧迫を最小限とする肢位に整える。特に下腿三頭筋と支脚器とのスペースに十分配慮する（図1）。

図1 下肢コンパートメント症候群の予防

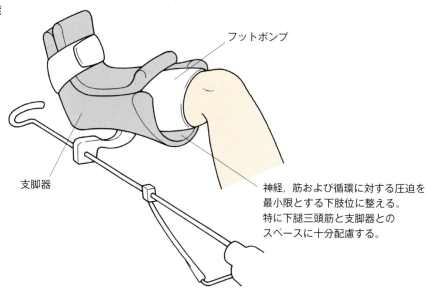

フットポンプ

支脚器

神経，筋および循環に対する圧迫を最小限とする下肢位に整える。特に下腿三頭筋と支脚器とのスペースに十分配慮する。

両膝間の距離は，ペイシェントカートの進入を考慮し70cmを目安にする。肩パットで頭低位後の体の頭側へのスライドを防止する。患者顔面の直前3〜4cmの部位に手術台用離被架を固定し，カメラアームによる顔面圧迫を防止する。両腕は体側に付け，第3アーム側の肘（当科では右）が最大限背側に位置するように配慮し，第3アームとの接触を防止する（図2）。体位の調整が終わったら，手洗い前に必ず一度，25〜30°の頭低位とし，さまざまな障害物との干渉がないか，頭低位で体位が崩れることがないか確認する。

2 トロカー配置および設置

水平体位で，トロカー配置を図3のように行う。カメラトロカーはopen laparotomyで正中から挿入する。このとき腹直筋鞘に入らずに，左右が癒合した筋膜を1枚切開することで腹膜前脂肪の層に入ることができる。

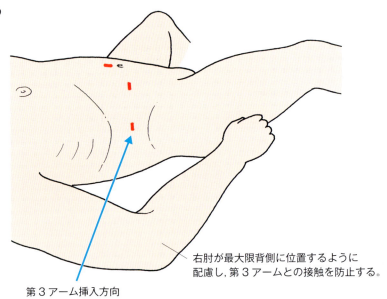

図2 第3アーム挿入における上肢肢位の注意点

第3アーム挿入方向

右肘が最大限背側に位置するように配慮し，第3アームとの接触を防止する。

図3 ロボット支援腹腔鏡下膀胱全摘除術トロカー配置図

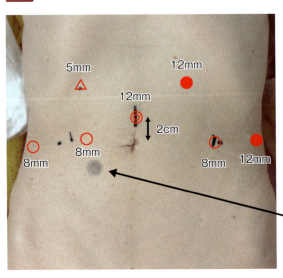

◎ 12mm カメラトロカー
● 12mm 助手トロカー
○ 8mm ロボットトロカー
△ 5mm 助手トロカー

回腸導管用の印（病棟で決定）。右第1ロボットトロカーの孔を回腸導管にそのまま使用する考え方もあるが，導管は腹直筋を貫くことが傍ストーマヘルニアの防止に重要である。

Advanced Technique

上腹部正中切開の既往のある症例では，やや左右に1cm程度切開を移動させ，腹直筋前鞘を切開して腹直筋鞘に入り，腹直筋後鞘を切開し腹膜前脂肪の層に入る（図4）。

　カメラトロカーと左右の第1，2ロボットトロカー（8mm）との距離は，皮膚切開で9cm以上が推奨されているが，体が小さく皮下脂肪が少ない場合は全体のバランスを考慮して配置する。第3アームトロカーの挿入は手術台をやや左右に回転させ，腹腔内から結腸を観察し最終的な位置を決定する。ロボットアーム装着時に，第3アームの肘部が支脚器と接触し可動域が制限されないよう配慮する。

　外側の第1助手用12mmトロカーは，ロボットアームに妨げられにくく最も有用なトロカーである。ロボットアームとの距離が5cm程度に短くなっても，操作が妨げられることはまれである。トロカー位置は腹腔内から結腸を観察して決めるが，やや正中寄りに挿入したほうが，小骨盤内に助手鉗子の先端が届きやすく，また腸管膜の損傷も少ない（図5）。

　右手第1トロカーを回腸導管時にそのまま使用する術式もあるが，当科では導管は腹直筋を貫くことが傍ストーマヘルニアの防止に重要と考えており，行っていない（図3）。

3 腹膜切開と骨盤リンパ節郭清

　トロカー設置後，25〜30°の頭低位とし，ペイシェントカートのroll inを行う。当科ではEndoWrist®は左手にMaryland Bipolar Forceps（Intuitive Surgical），右手にMonopolar Curved Scissors，第3アームにProGrasp™ Forcepsを使用し，助手は主に柄の長い吸引器を使用している。

　回盲部から上行結腸外縁の癒着の程度に応じて，右側鼠径部周辺の腹膜を切開し，回盲部を頭側にやや剥離する。右鼠径部から右精巣動静脈は温存するように剥離し，右精管は

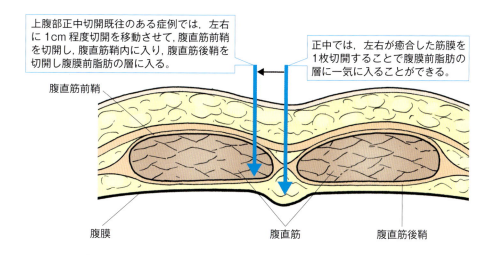

図4 正中創の位置

図5 助手外側12mmトロカーの位置

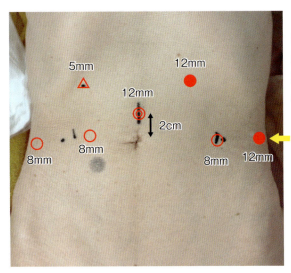

◎ 12mm カメラトロカー
● 12mm 助手トロカー
○ 8mm ロボットトロカー
△ 5mm 助手トロカー

やや正中寄りに挿入したほうが，小骨盤内に助手鉗子の先端が届きやすく，また助手鉗子による腸管膜の損傷も少ない。

切断する。右外腸骨動脈の前面の腹膜が，遠位は鼠径部から，近位は大動脈総腸骨動脈分岐部まで切開された状態にする（図6）。途中で総腸骨動脈前面を交差する右尿管に注意し，血管テープで確保する。右尿管を，遠位は臍動脈交差部付近から，近位は傍大動脈領域まで尿管周囲血管を温存しつつ剥離する。尿管は切断せずに，膀胱とつながった状態にしておく。

左側鼠径部周辺の癒着の程度に応じて腹膜を切開し，下降結腸S状結腸移行部を内頭側に翻転させるように剥離していく。左鼠径部から左精巣動静脈は温存するように剥離し，左精管は切断する。このとき左総腸骨動脈前面を交差する左尿管に注意し，血管テープで確保する。左尿管は右と同様，遠位は臍動脈交差部付近から，近位は傍大動脈領域まで尿管周囲血管を温存しつつ剥離する（図6）。

骨盤リンパ節郭清の詳細は他項に述べられているため簡潔な記載に留める。①左右外腸骨リンパ節領域（内側は外腸骨総腸骨動脈外側縁，外側は腸骨鼠径神経，遠位端は鼠径部，近位端は傍大動脈まで），②左右内腸骨〜閉鎖リンパ節（内側は膀胱壁〜内腸骨動脈，外側は外腸骨静脈内側縁，遠位端は鼠径部〜恥骨〜閉鎖神経進入部，近位端は内外腸骨分岐部），③仙骨前面リンパ節（外側は総腸骨動脈内側縁，遠位端は内外腸骨分岐部，近位端は大動脈分岐部）の3つの領域を郭清する（図7）。

> **Advanced Technique**
>
> 仙骨前面リンパ節郭清はS状結腸の右側から行い，外腸骨リンパ節郭清の近位端とともに総腸骨動脈を十分に露出させると，自然にS状結腸の裏面で大動脈分岐部の前において左右の後腹膜が交通する状態となり，後に左尿管を容易に通すことができる（図8）。

4 膀胱前立腺後面（直腸前面）の処理

Douglas窩前壁（膀胱側）の腹膜を切開し，左右の後腹膜を交通させ，直腸前面に入る（図8）。左右の精管を確認し，これを精嚢方向に追いつつ直腸前面を剥離し，精嚢および精管膨大部の輪郭を後面から確認する。このとき精嚢および精管膨大部はDenonvilliers筋膜で覆われる層で剥離するのが理想である。第3アームで精嚢あるいは精管膨大部を腹側に支え，精嚢付着部の背側0.5cm程度の付近でDenonvilliers筋膜を横切開する。

図6 腹膜切開の範囲

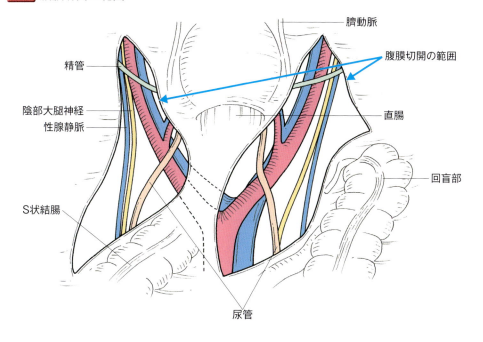

図7 リンパ節郭清の範囲

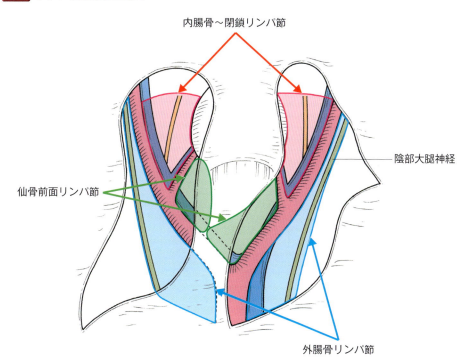

Denonvilliers筋膜の切開はそのまま膀胱側方血管茎の内側へ切開を延長し（図9），後の膀胱側方血管茎の切断線と直腸との距離を十分に取れるようにする。直腸前面を前立腺尖部までよく剝離する。

Advanced Technique

癌の状態，神経血管束の温存の有無によって，Denonvilliers筋膜を直腸側に残すか，残さず直腸筋層が露出する層で摘除するかを決める。Denonvilliers筋膜の間で剝離することもある。

図8 Douglas窩前壁の腹膜切開

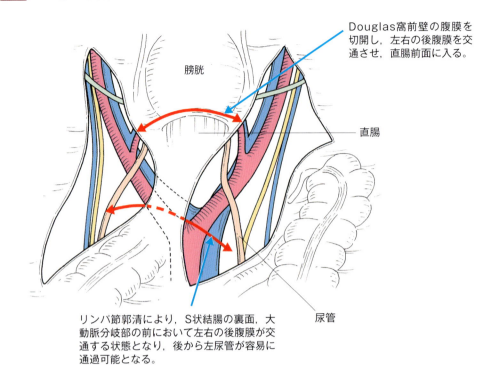

Douglas窩前壁の腹膜を切開し，左右の後腹膜を交通させ，直腸前面に入る。

膀胱

直腸

リンパ節郭清により，S状結腸の裏面，大動脈分岐部の前において左右の後腹膜が交通する状態となり，後から左尿管が容易に通過可能となる。

尿管

図9 精嚢の展開およびDenonvilliers筋膜の切開

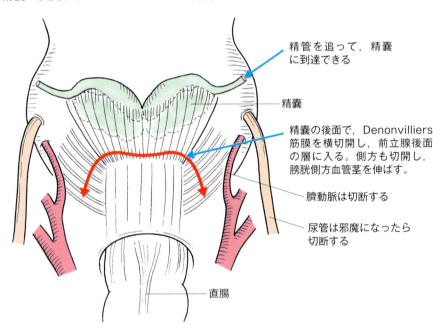

精管を追って，精嚢に到達できる

精嚢

精嚢の後面で，Denonvilliers筋膜を横切開し，前立腺後面の層に入る。側方も切開し，膀胱側方血管茎を伸ばす。

臍動脈は切断する

尿管は邪魔になったら切断する

直腸

　膀胱側方血管茎の最も頭側において，内腸骨動脈から立ち上がる臍動脈索をHem-o-lok®などでクリップして切断する。臍動脈索起始部は，リンパ節郭清後はより認識しやすい。

5　Retzius腔の展開および内骨盤筋膜の切開

　膀胱前面の腹膜を，先にリンパ節郭清した腹膜切開断端から鼠径部の内側を経て，臍動脈索（外側臍ひだ）外側を臍方向へ切開する。ここからRetzius腔をある程度展開しておき，臍動脈索を膀胱頂部から十分距離を取って左右とも凝固切断する（図10）。膀胱頂部腫瘍の場合は可及的に臍近くまで追って切断する。前立腺前面を恥骨の層および内骨盤筋膜

図10 Retzius腔の展開および臍動脈索の切断

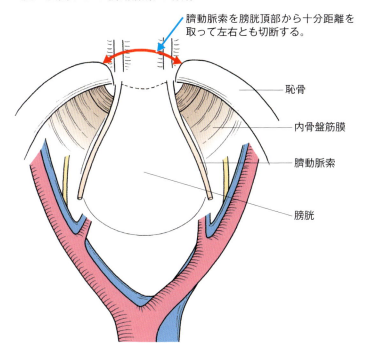

臍動脈索を膀胱頂部から十分距離を取って左右とも切断する。

恥骨
内骨盤筋膜
臍動脈索
膀胱

からよく展開し，DVC浅枝を焼灼切断し，脂肪組織を除去する。

次いで，左右について内骨盤筋膜を尾側は恥骨前立腺靱帯まで，頭側は膀胱頸部の高さ付近まで切開し，肛門挙筋の筋腹の層に入る。前立腺側方を，肛門挙筋筋膜を通して直腸前脂肪層が見え恥骨尾骨筋が半分くらい剥離されるまで展開しておく（図11）。この操作で膀胱側方血管茎がよく伸びるようになる。Dorsal vein complex（DVC）を結紮する場合は，この時点で2-0 Vicryl® CT-1などを用い，結紮を行う。

6 膀胱側方血管茎とDVCの処理

術前診断の尿管浸潤の有無によるが，左右の尿管を膀胱側に追い，遠位で切断し，断端を迅速診断に出す。

尿管はHem-o-lok®などで膀胱側と尿管断端にクリップして閉塞させ，切断している。このとき血管テープを一緒に尿管断端にクリップし，目印にしている。この時点での尿管スプリントカテーテルの留置は腹腔内操作の妨げになるため，留置していない。尿管断端に癌残存の懸念がなければ，左右尿管断端は腹腔内に開放しておいてもよい。

膀胱を側方に寄せ，第3アームで膀胱前立腺を腹側へ挙上し緊張をかけつつ，直腸前面から前立腺精嚢を浮かせるようにした視野で，両側の膀胱側方血管茎を精嚢脇手前までsealing deviceあるいはHem-o-lok® XLを用いクリップしつつ切断する（図11）。神経温存を意図しない場合は，精嚢横で神経血管束をHem-o-lok®などでクリップ，切断し，直腸前脂肪の層で前立腺尖部まで前立腺脇の神経血管束を切断する。DVCは無結紮で，気腹圧を15mmHgに上昇させつつcoldで切断した後，3-0 V-Loc™連続縫合で止血するとよい。

図11 膀胱側方血管茎の切断

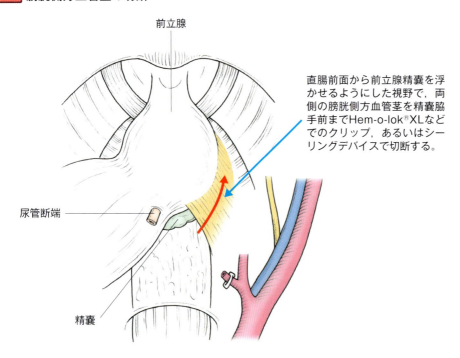

前立腺

直腸前面から前立腺精囊を浮かせるようにした視野で，両側の膀胱側方血管茎を精囊脇手前までHem-o-lok®XLなどでのクリップ，あるいはシーリングデバイスで切断する。

尿管断端

精囊

Advanced Technique

前立腺癌が否定され，代用膀胱を作成する若い症例では，精囊〜前立腺の横で神経血管束を温存する前立腺被膜の層に入り，尿禁制の改善および性機能の温存を図る。適宜クリップなどを使用し，前立腺内に分布する細動脈を前立腺に近いところで切断しつつ左右の神経血管束を温存する（図12）。

7 尿道の処理と膀胱摘出

尿路変向法の詳細は他稿に譲るが，尿道の処理法はその後の尿路変向法の選択により変化する。

回腸導管や尿管皮膚瘻作成時は，尿道は不要となるため会陰部縦切開により抜去する必要がある。膀胱全摘除術においては制癌効果の観点から尿道前立腺膀胱は一塊に摘出することが望ましいが，ロボット支援手術中にはペイシェントカートにより会陰部切開による尿道抜去術を同時に行うことは不可能である。従って，前立腺遠位で尿道を内容液が漏れないよう結紮して切断し，膀胱前立腺のみEndoCatch™Ⅱに入れ，臍部の小切開から摘出する。尿道はロボット支援腹腔鏡下で可及的に遠位に剥離しておくようにする。尿道球動脈まで切断しておくと，ロールアウト後の回腸導管や尿管皮膚瘻作成時に同時に行う会陰部縦切開での尿道抜去が迅速となる。

代用膀胱作成時は，尿道は摘出せず温存する。尿禁制が重要であるため，前立腺癌が否定される症例では，尿道切断時は前立腺尖部にやや切り込むことを厭わず，尿道長を最大限多く残すように心がける。膀胱前立腺はEndoCatch™Ⅱに入れ，臍部の小切開から摘出する。

図12 神経血管束の温存

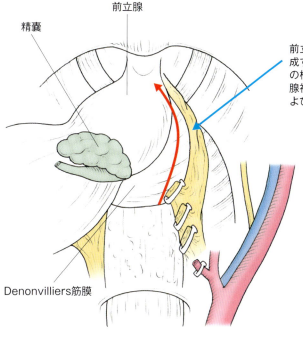

前立腺癌が否定され，代用膀胱を作成する若い症例では，精嚢〜前立腺の横で，神経血管束を温存する前立腺被膜の層に入り，尿禁制の改善および性機能の温存を図る。

術後管理

RARCの術後管理で重要な事項は，主に尿路変向術に伴う術後管理である。リンパ節郭清術および膀胱全摘術の術後管理として特別に注意する合併症としては，リンパ嚢腫形成および深部静脈血栓症がある。また，RARCは尿路変向術を含めると長時間手術となることがあり，下腿コンパートメント症候群に特に注意が必要である。

文献

1) Menon M, Hemal AK, et al: Nerve-sparing robot-assisted radical cystoprostatectomy and urinary diversion. BJU Int 2003; 92: 232-6.
2) Yuh B, Wilson T, et al: Systematic review and cumulative analysis of oncologic and functional outcomes after robot-assisted radical cystectomy. Eur Urol 2015; 67: 402-22.
3) Fearon KC, Ljungqvist O, et al: Enhanced recovery after surgery: a consensus review of clinical care for patients undergoing colonic resection. Clin Nutr 2005; 24: 466-77.
4) Oshima T, Takesue Y, et al: Preoperative oral antibiotics and intravenous antimicrobial prophylaxis reduce the incidence of surgical site infections in patients with ulcerative colitis undergoing IPAA. Dis Colon Rectum 2013; 56: 1149-55.

III 膀胱の手術と尿路再建術

女性における膀胱全摘除術

順天堂大学大学院医学研究科遺伝子疾患先端情報学講座特任教授　武藤　智

　開放性膀胱全摘除術（open radical cystectomy；ORC）は浸潤性膀胱癌に対する標準治療である。しかしその侵襲性は高く，周術期の有害事象は決して許容できるものではない。低侵襲治療を目的として以前より腹腔鏡下根治的膀胱摘除術は行われてきたが，技術を取得するために豊富な経験が必要とされ，標準治療には至っていない。

　ロボット支援手術は，現在本邦では根治的前立腺摘除術と腎部分切除術が保険収載され，今や世界第2位のロボット手術大国であるといわれている。ロボット支援下膀胱全摘除術（robot-assisted radical cystectomy；RARC）は2003年Mani Menonによって報告されたが，Menonは翌年2004年に女性のRARCについても報告している。RARCはORCに代わる低侵襲手術として登場したが，本邦ではRARCが十分に行われているとはいいがたい（2018年2月現在）。

　われわれは2012年11月よりRARCを開始し，現在まで26例に対して行っている。今回はわれわれの女性に対するRARCについて，手術手技を中心に概説する。

手術のアウトライン

1. 卵巣静脈の切断
2. 尿管の剥離・保持
3. 尿管切断
4. 腟切開
5. Retzius腔の展開
6. 尿道の剥離
7. 検体摘出
8. 腟壁縫合
9. 骨盤内リンパ節郭清術，尿路変更術

手術手技

　体位はTrendelenberg体位で頭低位砕石位とする。外陰部洗浄後，腟に綿球をつめて開始する。膀胱摘出後，総腸骨動脈リンパ節までのリンパ節郭清，および回腸導管造設術まですべてintracorporealで行うことを考慮して，ポート位置は通常のロボット支援前立腺全摘除術よりも1cm頭側にしている。

　手術の手順を示す。

1 卵巣静脈の切断（図1）

　まず卵巣外側で腹膜切開し，卵巣静脈を切断する。

2 尿管の剥離・保持

　総腸骨動脈直上の壁側腹膜を切開し（図2），両側尿管を露出する（図3）。その後の剥離を容易にするために，尿管を血管テープで保持する（図4）。膀胱下腹筋膜外側の無血管野の剥離を進め，内骨盤筋膜まで剥離する（図5）。しばらく剥離を進めると白い内骨盤筋膜を確認することができる。このとき子宮動脈や上膀胱動脈は結紮切断する（図6）。

図1 卵巣静脈の結紮切断

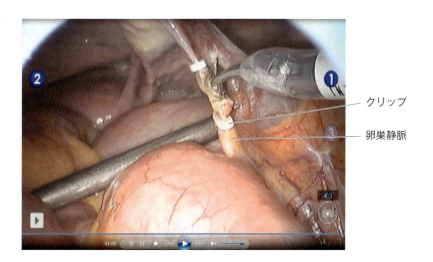

図2 右総腸骨動脈の同定
総腸骨動脈直上で壁側腹膜を切開する。

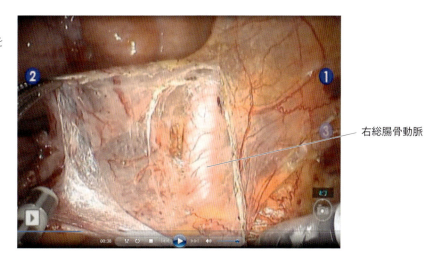

図3 右尿管の剥離
膀胱まで尿管を剥離する。

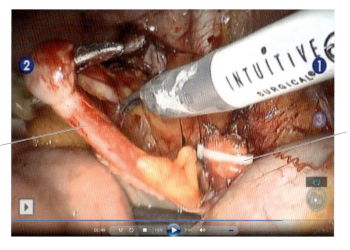

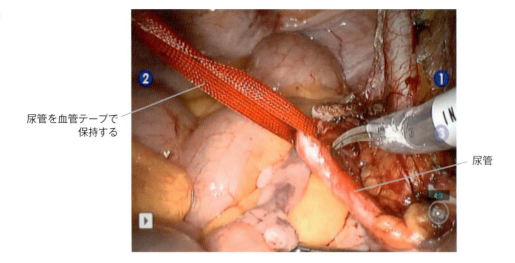

図4 右尿管の保持

尿管を血管テープで保持する

尿管

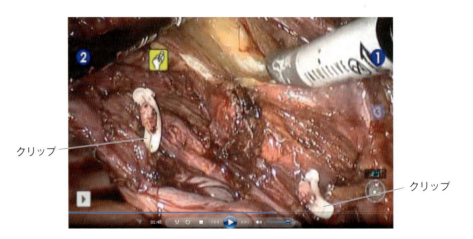

図5 膀胱下腹筋膜外側の無血管領域を内骨盤筋膜まで剥離

クリップ

クリップ

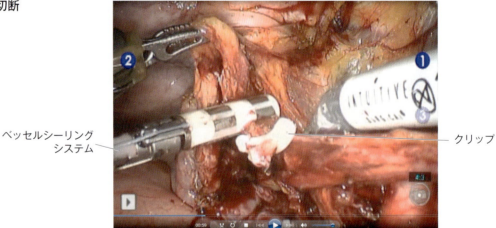

図6 右上膀胱動脈の切断

ベッセルシーリングシステム

クリップ

3 尿管切断（図7）

尿管にHem-o-loc®をかけて結紮切断する。断端は迅速病理診断に提出する。

4 腟切開（図8）

腟円蓋を切開する。このとき，助手が腟内の綿球を外陰部から押すことで腟円蓋の正し

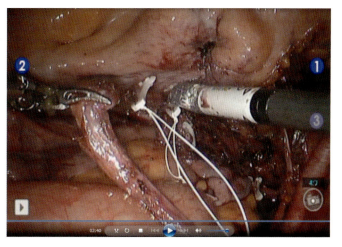

図7 右尿管の切断
尿路変向時に容易に尿管を同定できるように腎側切断端は約5cmの絹糸で結紮する。

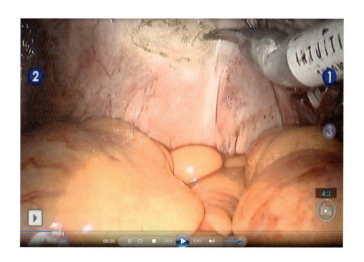

図8 腟円蓋の切開
助手が外陰部から圧迫する。

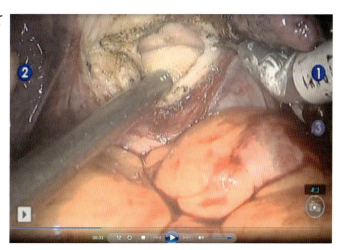

図9 術前に腟内に留置してあった綿球を確認

い位置を容易に同定可能である（図9）。腟壁を確実に露出した後，腟前壁を尿道に向けてベッセルシーリングシステムにて切断する（図10）。

5 Retzius腔の展開

　左右の側方靱帯の外側の腹膜を切開し，Retzius腔を展開する（図11）。尿道付近まで到達した時点で腟壁の尿道背側を切開し（図12）左右の剥離層をつなげ，最後に正中を

図10 腟壁を切断

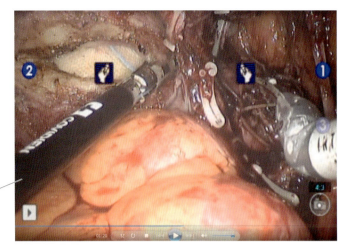

ベッセルシーリング
システム

図11 左右のRetzius腔の切開

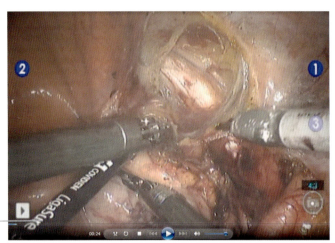

ベッセルシーリング
システム

図12 尿道背側まで腟切断

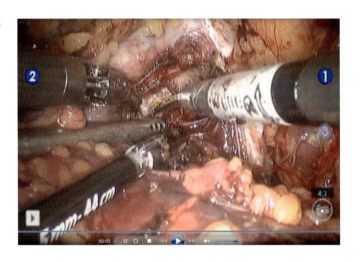

切開し膀胱，尿道前面に至る。
　尿道側面の傍腟結合織および陰核背静脈をベッセルシーリングシステムにて切断する（図13）。女性は男性よりも静脈が薄いので，ベッセルシーリングシステムにて切断可能である。さらに尿道側面を視認できるように傍腟組織も同様に切開する。

図13 陰核背静脈の処理

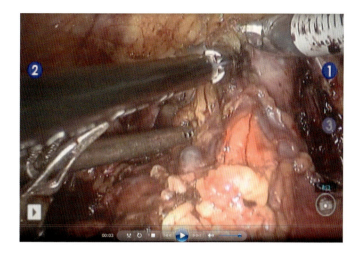

図14 尿道の保持

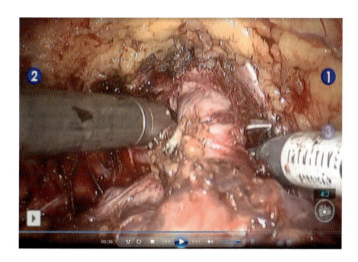

図15 できるだけ遠位側までの尿道の剥離

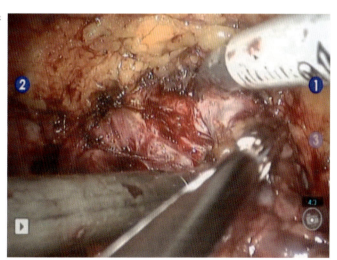

6 尿道の剥離

　腟と尿道の間のavascular areaを鈍体に剥離し尿道を保持する（図14）。尿道の剥離を尾側に進め（図15），尿道摘出が必要ない場合にはEnd GIA™で尿道を切断する（図16）。尿道を一塊に摘出する場合には，外陰部より外尿道口周囲を切開し，恥骨下縁まで尿道の剥離を進め，腹部からの尿道剥離層と合わせて腹腔内へ膀胱と一緒に置いておく。このとき，腹腔内へ尿の流出を防ぐために，尿道を結紮しておく。

この外陰部からの処置は，da Vinci Xiシステムであればペイシェントカートを患者の左右に置くことができるため，手術進行に合わせて同時に切開可能である．Siシステムなど患者の足側にペイシェントカートを位置させる必要がある場合には，ロボット手術開始前に可能な限り外陰部から尿道を剥離しておく．

7 検体摘出

腟からEndo Catch™ IIを挿入し（図17），検体を摘出する（図18）．

8 腟壁縫合（図19）

腟前壁はV-Loc™を用いて連続縫合する．

9 骨盤内リンパ節郭清術，尿路変向術

そのままロボット手術で骨盤内リンパ節郭清術，尿路変向術を行う．

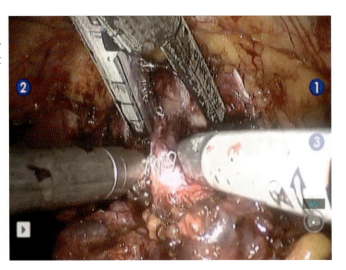

図16 尿道切断
本症例は腫瘍の局在が前壁から頂部であり尿道摘出は行わなかった．

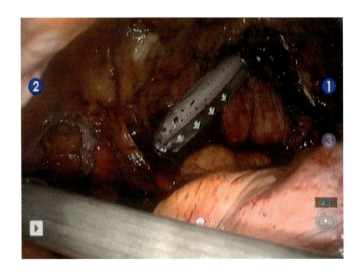

図17 腟からのEndo Catch™ IIの挿入

図18 腟からの検体摘出

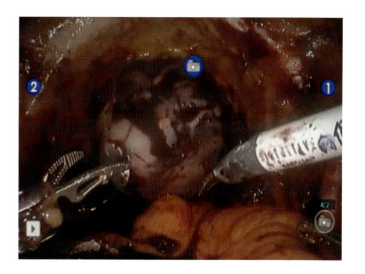

図19 腟壁縫合

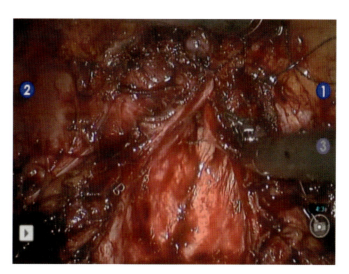

術後管理

　ORCと比べて，RARCは術後の患者負担が明らかに少ない。われわれの検討でも，術後常食開始までの期間および入院期間はORCと比べてRARCのほうが有意に短かった。

　われわれはERAS(enhanced recovery after surgery)プロトコールを参考に，RARCもORCと同じように胃管は術直後に抜去，翌日から消化態流動食を開始している。

　われわれは回腸導管造設術はすべてロボット支援下に行い，新膀胱造設術は体外で作成し尿道の吻合をロボット支援で行っている。ほぼ全例で術後1週間以内に常食摂取可能である。

III 膀胱の手術と尿路再建術

拡大リンパ節郭清

山形大学医学部腎泌尿器外科学講座教授　**土谷順彦**
秋田大学大学院医学系研究科腎泌尿器科学講座教授　**羽渕友則**

　近年，膀胱癌における骨盤リンパ節郭清術(pelvic lymphnode dissection；PLND)は正確な病期診断に不可欠であるとともに，郭清範囲や摘除リンパ節個数が予後に影響を与えることが知られている[1]。現在，European Association of Urology(EAU)ワーキンググループはPLNDを①限局郭清(limited)，②標準郭清(standard)，③拡大郭清(extended PLND；ePLND)，④超拡大郭清(superextended PLND；SE-PLND)の4つに定義しており(図1)，ePLNDでは内外腸骨領域と閉鎖領域に加えて大動脈分岐部と仙骨前面領域の郭清を行うことになっている[1]。ロボット支援膀胱全摘除術(robot-assisted radical cystectomy；RARC)においてもPLNDは安全に施行可能であり[2,3]，開放手術よりも摘除リンパ節個数が多いことがメタアナリシスによって示されている[4,5]。

適応，禁忌

　膀胱癌の病期に関する適応ならびに術前管理に関しては開放手術と同様である。cN1-2のネオアジュバント療法後の症例では，リンパ組織が血管や骨盤壁へ強固に癒着している可能性があるため，術者の技量や経験によって適応を考慮する必要がある。

術前準備

　体位のセッティングならびに機器の配置はロボット支援根治的前立腺摘除術(robot-assisted radical prostatectomy；RARP)に準じて行う。カメラは0°ですべての郭清を行

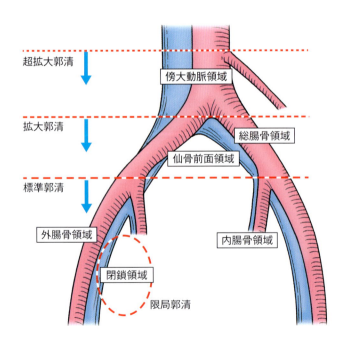

図1　骨盤リンパ節郭清の範囲
骨盤リンパ節郭清術には4つのレベルが定義されている。限局郭清(limited)，標準郭清(standard)，拡大郭清(extended)，超拡大郭清(superextended)である。

うことが可能である。使用する鉗子は，ロボットアーム右手でHot Shears™（モノポーラシザース），左手でFenestrated Bipolar Forceps（把持力が強いためリンパ組織を把持しやすい），第4アームでProGrasp™（フォーセプス）（いずれもインテュイティブサージカル合同会社，東京）を使用する。左手のバイポーラ鉗子は使い慣れているもので，膀胱全摘除術と共用できるものがよい。助手はメリーランド鉗子，ラチェット付き把持鉗子（長時間の組織把持に便利），吸引管を適宜交換して使用する。リンパ管の結紮や切断にはHem-o-lok®（エム・シー・メディカル（株），東京）やLigaSure™（コヴィディエンジャパン（株），東京）などのシーリングデバイスを用いる。膀胱全摘除術でもこれらを共用する。摘除したリンパ節は部位ごとにその都度回収するため，繰り返し使用できる回収袋が望ましい。

手術のアウトライン

1. トロカーの設置
2. 右総腸骨・外腸骨領域から腹部大動脈右側領域の郭清
3. 右閉鎖領域から右内腸骨領域の郭清
4. 仙骨前面領域の郭清
5. 左総腸骨・外腸骨領域から腹部大動脈右側領域の郭清
6. 左閉鎖領域から右内腸骨領域の郭清
7. （膀胱摘除へ）

手術手技

1 トロカーの配置

カメラポートは臍の約2cm頭側に配置する。カメラおよび鉗子は垂直に近い状態になるが下腸間膜動脈レベルまでの郭清（SE-PLND時）は十分可能である。ロボット鉗子用の8mmポート，第一助手用の12mmトロカーをそれぞれ患者左側腹部と左上腹部に，第二助手用の5mmトロカーを右上腹部に設置する（図2）。

PLNDは膀胱全摘除術の前に行う方法と後に行う方法がある。PLNDを先行させることで，膀胱摘除時の膀胱lateral pedicleの処理が容易になり，リンパ節の一部が膀胱側へ付着し評価が不正確になる可能性を防ぐことができる。

一方，PLNDを膀胱摘除後に行うメリットは良好な術野が得られることである。本項では，膀胱全摘除術の前に行う方法を解説する。

2 右総腸骨・外腸骨領域から腹部大動脈右側領域の郭清

総腸骨動脈から大動脈周囲の良好な視野を得るために，回盲部から右結腸の腹膜と，大動脈右縁の腹膜を頭側へ十分に切開することが重要である。まず，右総腸骨動脈から外腸骨動脈の末梢に向かって動脈壁を露出するように腹膜を切開する。途中，右尿管を血管テープで確保する。外腸骨動脈上の結合織を切開し，リンパ組織の末梢側をクリッピングした後切断する。郭清範囲の外側縁の指標となる右陰部大腿神経と外腸骨動脈に囲まれた領域のリンパ組織を末梢側はクロケット節まで郭清する（図3）。

SE-PLND時には，傍大動脈右側のリンパ節郭清のために，腹膜切開を大動脈右縁に沿っ

て頭側に向けて延長する．助手が尿管を外側に牽引しながら，大動脈右側のリンパ組織を下腸間膜動脈分岐部の高さまで剥離した後，中枢側をクリッピングし切断する（図4）。続いて，右外腸骨静脈上の結合織を切開し，右閉鎖神経の背側を腸腰筋に沿って剥離する。外腸骨動脈背側と外腸骨静脈周囲のリンパ組織を内腸骨動脈の分岐部まで剥離し摘出する（図5）。

図2 トロカーの配置

カメラポート臍の約2cm頭側に設置する。第一助手用に2本の12mmトロカーを左側腹部と左上腹部に，第二助手用5mmトロカーを右上腹部に設置する。

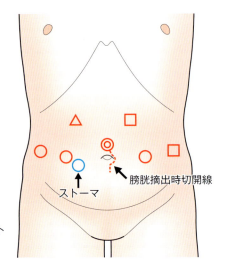

図3 右総腸骨動脈外側領域の郭清

右総腸骨動脈から外腸骨動脈の末梢に向かって動脈壁を露出するように腹膜を切開し，郭清範囲の外側縁の指標となる右陰部大腿神経と外腸骨動脈に囲まれた領域のリンパ組織を末梢側はクロケット節まで郭清する。

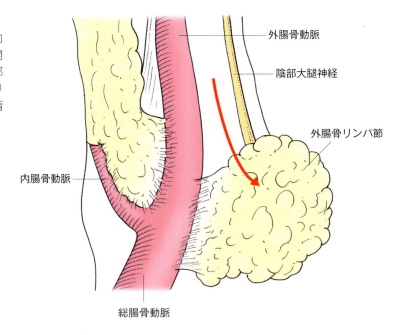

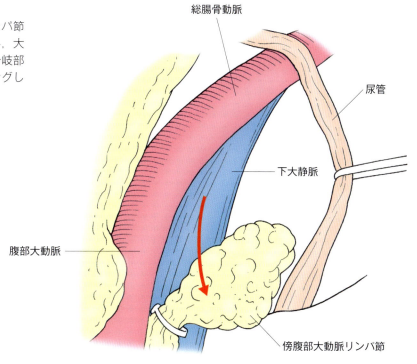

図4 傍腹部大動脈領域右側の郭清
SE-PLND時には，傍大動脈右側のリンパ節郭清のために助手が尿管を外側に牽引し，大動脈右側のリンパ組織を下腸間膜動脈分岐部の高さまで剥離後，中枢側をクリッピングし切断する。

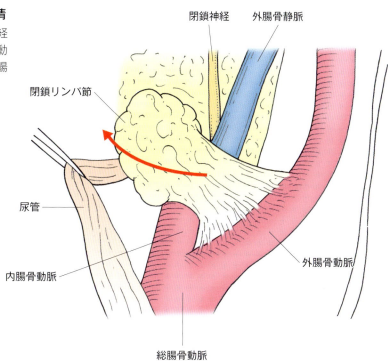

図5 右内腸骨・外腸骨動脈間領域の郭清
右外腸骨静脈上の結合織を切開し右閉鎖神経の背側を腸腰筋に沿って剥離する。外腸骨動脈背側と外腸骨静脈周囲のリンパ組織を内腸骨動脈の分岐部まで剥離し摘出する。

3 右閉鎖領域から右内腸骨領域の郭清

　助手と第4アームでそれぞれ尿管と腹膜を左側に牽引することで，右総腸骨から内腸骨領域の術野を確保する。内腸骨動脈の前面を末梢に向かって臍動脈の分岐部まで剝離し，ここで閉鎖神経の近位部を確認する（図6）。閉鎖神経周囲のリンパ組織を逆行性または順行性に郭清する。さらに内腸骨動脈を遠位に向かってリンパ節を郭清する（図7）。可動性が良くなった右総・外腸骨動脈の外側を持ち上げるようにして，閉鎖神経の近位部（presciatic fossa of Marseilles）の郭清を行う（図8）。閉鎖神経の起始部の郭清は外腸骨

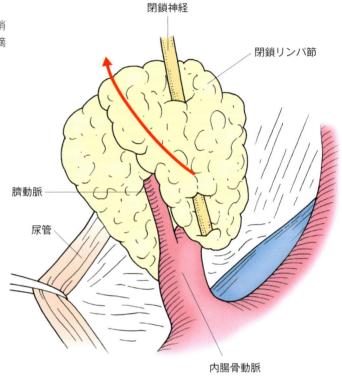

図6 閉鎖領域の郭清
尿管と腹膜を左側に牽引し，内腸骨動脈の前面を末梢に向かって臍動脈の分岐部まで剝離しリンパ組織を摘出する。

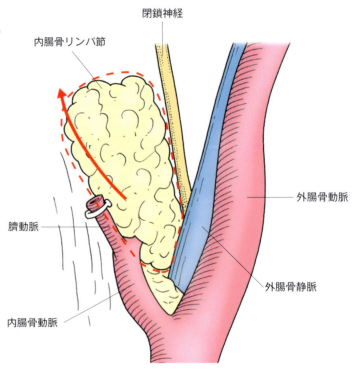

図7 内腸骨領域の郭清
破線内は内腸骨リンパ節。内腸骨動脈を遠位に向かって剝離し，リンパ節を郭清する。

図8 閉鎖領域近位部の郭清

破線内は閉鎖神経近位部（presciatic fossa of Marseilles）。右総・外腸骨動脈の外側を持ち上げるようにして，閉鎖神経の近位部（presciatic fossa of Marseilles）の郭清を行う。

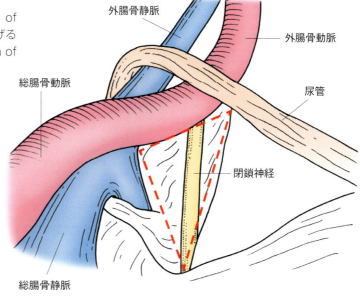

図9 仙骨前面領域の郭清（1）

背側を走行する内腸骨静脈に注意しながら，右総・内腸骨動脈内側のリンパ組織を郭清する。

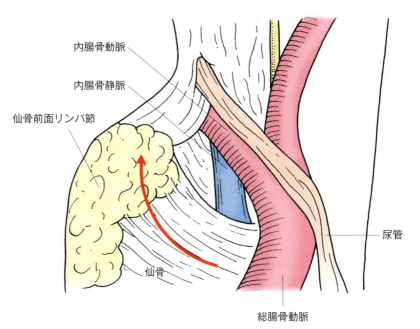

動脈内側からのアプローチのみでは不十分であり，外側から行うことで十分な郭清が可能となる。背側を走行する内腸骨静脈に注意しながら，総・内腸骨動脈内側も同様に剥離し，リンパ組織を郭清する（図9）。

4 仙骨前面領域の郭清

S状結腸を第4アームで左側に圧排し，左総・内腸骨動脈を露出する。これらの内側のリンパ組織を，仙骨前面と左総腸骨静脈の腹側から剥離し，仙骨前面領域を郭清する（図10）。右内腸骨動脈の内側には内腸骨静脈が，左総腸骨動脈の尾側には左総腸骨静脈が走行しているため注意する。

5 左総腸骨・外腸骨領域から腹部大動脈右側領域の郭清

　S状結腸から下行結腸外側の腹膜付着部を十分に切開し，第4アームで右側に牽引し術野を確保する。左側も総腸骨動脈から外腸骨動脈に向かって腹膜切開を開始し，左尿管を確保する。すでに右側から総腸骨動脈周囲の剥離が行われているため，S状結腸の背側で容易に右側と交通する。その後は右側と同様の手順で郭清を行う。

6 左閉鎖領域から右内腸骨領域の郭清

　ePLND終了時の腹部大動脈分岐部（図11）と仙骨前面（図12）を写真に示す。いずれもS状結腸を左側に圧排した術野であるが，左総腸骨動脈と左内腸骨動脈の分岐部，左尿管

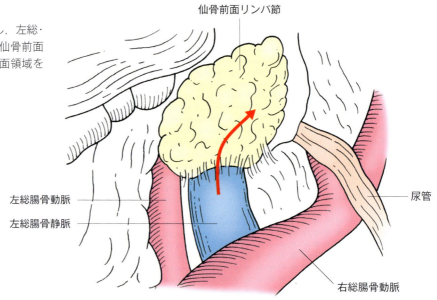

図10　仙骨前面領域の郭清(2)
S状結腸を第4アームで左側に圧排し，左総・内腸骨動脈の内側のリンパ組織を，仙骨前面と左総腸骨静脈から剥離し，仙骨前面領域を郭清する。

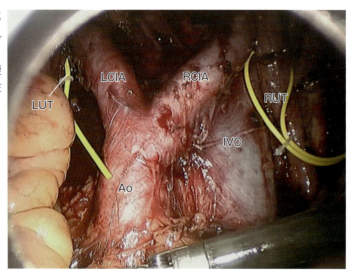

図11　拡大リンパ節郭清終了時の腹部大動脈分岐部
腹部大動脈周囲リンパ節が下腸間膜動脈起始部レベルまで郭清されている。
RCIA：右総腸骨動脈，LCIA：左総腸骨動脈，Ao：腹部大動脈，IVC：下大静脈，RUT：右尿管，LUT：左尿管

が観察できる。図13, 14は，それぞれ左右の総腸骨動静脈を外側から観察している。Presciatic fossa of Marseilles領域(破線)のリンパ節も十分に郭清されていることがわかる。

図12 拡大リンパ節郭清終了時の仙骨前面

内腸骨領域および仙骨前面までのリンパ節が郭清されている。
RCIA：右総腸骨動脈，LCIA：左総腸骨動脈，LCIV：左総腸骨静脈，RUT：右尿管，LUT：左尿管

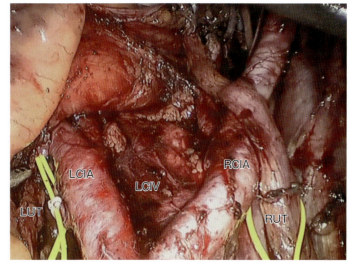

図13 拡大リンパ節郭清終了時の右閉鎖神経近位部

右総腸骨動脈を左方に圧排し外側から観察している。
右閉鎖神経根部のリンパ組織が郭清されている。
破線は右presciatic fossa of Marseilles。
RCIA：右総腸骨動脈，RCIV：右総腸骨静脈，RIIV：右内腸骨静脈，RON：右閉鎖神経，RUT：右尿管

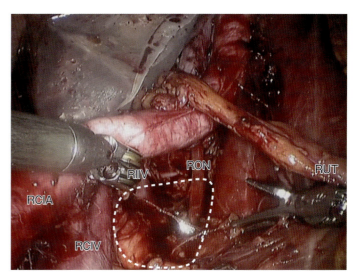

図14 拡大リンパ節郭清終了時の左閉鎖神経近位部

左総腸骨動脈を右方に圧排し外側から観察している。
左閉鎖神経根部のリンパ組織が郭清されている。
破線は左presciatic fossa of Marseilles。
LCIA：左総腸骨動脈，LON：左閉鎖神経，LUT：左尿管

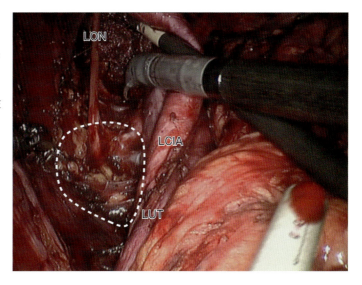

7 (膀胱摘除へ)

Advanced Technique

ロボット支援ePLNDの質を高めるためには，術野の展開が鍵となる。第4アームでの膀胱や腸管の圧排や腹膜の牽引を行うと同時に，左右の助手に尿管の牽引や腹膜の把持など適宜，適切な指示を行い，常に良好な術野を確保しながら手術を進めることが肝要である。

DO NOT

・ロボットアームでの過度の血管操作は行わない。当然のことながら，術野外で血管の牽引・圧排操作は絶対に行ってはならない。
・出血時の盲目的なロボットアームの操作は，きわめて危険であり絶対に行ってはならない。血管損傷を助長し，さらに止血が困難となる危険がある。

術後管理

周術期管理に関しては開放手術と同様である。ePLNDでは術後腹腔内へのリンパ液の漏出量が多く腹腔内ドレーンが長期留置されがちであるが，リンパ液は腹膜や大網から吸収される。ドレーンからの出血がなく，排出液が尿ではないことを確認できれば速やかに抜去する。

文献

1) Bruins HM, Veskimae E, et al: The impact of the extent of lymphadenectomy on oncologic outcomes in patients undergoing radical cystectomy for bladder cancer: a systematic review. Eur Urol 2014; 66: 1065-77.
2) 鶴田 大，羽渕友則: ロボット支援腹腔鏡下膀胱全摘術における拡大リンパ節郭清の手技と成績. Japanese Journal of Endourology 2017; 30: 14-9.
3) 土谷順彦，鶴田 大，ほか: 膀胱癌に対するロボット支援膀胱全摘除術 リンパ節郭清. 臨床泌尿器科 2015; 69: 918-23.
4) Li K, Lin T, et al: Systematic review and meta-analysis of comparative studies reporting early outcomes after robot-assisted radical cystectomy versus open radical cystectomy. Cancer Treat Rev 2013; 39: 551-60.
5) Tang K, Xia D, et al: Robotic vs. open radical cystectomy in bladder cancer: A systematic review and meta-analysis. Eur J Surg Oncol 2014; 40: 1399-411.

III 膀胱の手術と尿路再建術

回腸導管

藤田保健衛生大学医学部腎泌尿器外科学講座教授　日下　守
藤田保健衛生大学医学部腎泌尿器外科学講座主任教授　白木良一

腔内尿路変向（ICUD）―回腸導管

腔内尿路変向（intracorporeal urinary diversion；ICUD）による回腸導管造設にあたり，すでに手術操作は膀胱（尿道）全摘除と拡大リンパ節郭清（extended pelvic lymphnode dissection；ePLND）を終えた状態である。

ポートはすでに膀胱全摘除術において，臍上約3cmの部位にopen laparotomy法で経腹的にカメラポートが設置され，ロボット用ポート3本（extra armは患者右側），助手用ポート2本（15mmと12mm）が各々設置された状態である。助手用ポートにAirSeal®を用いると円滑に手術操作を継続することが可能である（図1）。

膀胱全摘除術と拡大リンパ節郭清の間は，約25～30°の頭低位で手術操作が行われているが，腔内尿路変向では頭低位を約10～15°に緩和する。全手術操作を通じて頭低位時間が延長する可能性が高い。術中は随時膝関節部の固定状態や，足背動脈の拍動確認などが必要である。コンパートメントの予防を目的に，4時間をめどにいったん体位を戻し，過加重にならないよう問題のないことを確認する。このためにはいったんロールアウトを必要とするが，Trumpf Medical TruSystem™を用いたIntegrated Table Motionは，ポートを設置したまま手術台の角度を変化することが可能であり，ロールアウト，再ロールインの時間を省略することできる。

手術のアウトライン

1. 左尿管の授動
2. 回腸導管の遊離
3. 回腸導管の腹膜固定
4. 尿管導管吻合
5. ストーマ造設

手術術式

1 左尿管の授動（図2）

ePLND後には両側総腸骨動脈分岐部および下大静脈前面は露出された状態である。右側extra armのProGrasp™鉗子を用いS状結腸背面を鈍的操作で通し，左尿管を右側へ安全に誘導する。開腹手術と同様の操作ではあるが，触覚のないロボット支援手術では，本操作で周囲に存在する大血管の損傷を回避するため，安全に左尿管を誘導する必要がある。骨盤リンパ節郭清が総腸骨動脈領域まで十分に施行されていれば，助手の介助により，比較的安全に施行可能である。

図1 ポート位置

すでに膀胱全摘除術において各ポートは設置されている。臍上約3cmの部位にopen laparotomy法で経腹的にカメラポートを設置（◎）。ロボット用ポート3本（●）（extra armは患者右側）。助手用ポート2本（15mm（○）と12mm（△））。助手用ポートにはAirSeal®を用いている。

回腸導管ストーマ位置については解放手術と同様にデザインする。ストーマ造設位置は右上前腸骨棘と臍を結ぶMonro-Richter線の中央やや上方である。病棟ですでに患者と看護師で希望部位をマーキングしていることが多いが、気腹した状態で吊り上げる部位を作成することになり、術前予定位置とずれが生じることもある。

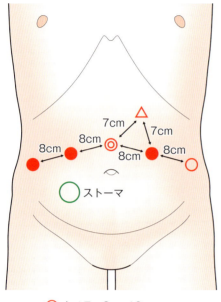
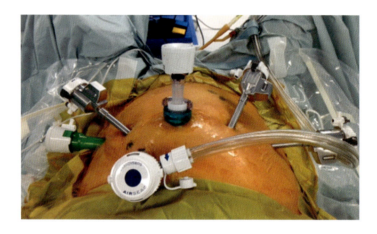

- ◎ カメラ：8 or 12 mm
- ● da Vinci用：8 mm
- ○ 助手用：15 mm
- △ 助手用：12 mm（AirSeal®）

図2 左尿管の授動

左尿管下端には糸をつけたHem-o-lok®が用いられており、この糸を用いて鈍的操作で左尿管を右側へと安全に誘導する。

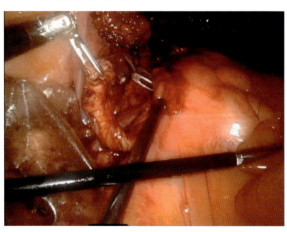
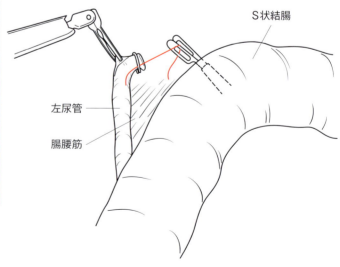

2 回腸導管の遊離

　左尿管の授動が終了したところで両側尿管をいったん腹膜に固定し，頭低位を約10～15°に緩和する。腹膜との固定には尿管下端に糸をつけたHem-o-lok®を使用しており，この糸を用いて膀胱摘除後の右側の腹膜断端を利用して固定している。

　次いで遊離すべき回腸末端側を15～20cm遊離する操作に移る。開腹手術と同じ要領で遊離する回腸をデザインしピオクタニンを用いてマーキングを行う（図3）。後に気腹した状態で導管を吊り上げるため，導管のデザインは短すぎないように注意する。目安として目盛を記したネラトンカテーテル（15cm）を作成して計測に用いている。FireFly™を用いると，遊離する導管や再建後の回腸の血流を可視化して確認することが可能である（図4）。FireFly™はda Vinci Xiに内蔵された近赤外蛍光（near-infrared fluorescence；

図3 遊離回腸のマーキング
遊離する回腸部位をデザインしピオクタニンでマーキングする。目安として目盛を記したネラトンカテーテル（15cm）を作成し，計測に用いている。

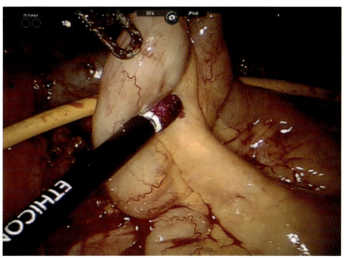

図4 FireFly™を用いた遊離導管部の血流の可視化
FireFly™はda Vinci Xiに内蔵された近赤外蛍光（near-infrared fluorescence；NIRF）システムであり，蛍光色素であるインドシアニン・グリーン（ICG）投与により臓器および組織における血流が鮮明に認識できる。

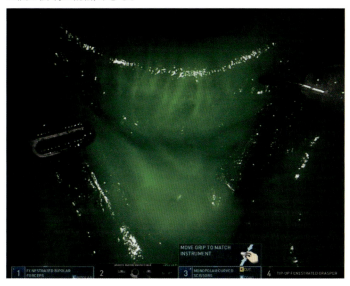

NIRF)システムであり，蛍光色素であるインドシアニン・グリーン(ICG)投与により臓器および組織における血流が鮮明に認識できる．腸間膜の処理を行い，自動吻合器(Linear stapler)を15mm助手用ポートから挿入し回腸を切断する．

便路再建には，同様に自動吻合器(Linear stapler)を用いて機能的端々吻合を行う(図5)．Linear staplerを通す前に，口側と肛門側の漿膜面をずれないように支持糸をかけておくと操作が円滑に行える．この間は助手による自動吻合器操作が主となるため，コンソール術者は助手のポートから挿入される自動吻合器の角度に合わせて介助を行う．術者がコントロールできるEndoWrist®ステープラーシステムも使用可能である．吻合部の漿膜面は3-0バイクリル®糸で補強する．

回腸導管の遊離と便路再建は，すべて開放手術で行っている過程と同様である．内視鏡下に助手が主体でLinear staplerを操作し，この間コンソール術者は助手の操作介助に徹することで，円滑に手術が行える．

3 回腸導管の腹膜固定

回腸導管の口側断端を右下腹部の腹膜に固定する(図6)．これにより，引き続き操作する尿管導管吻合部を後腹膜化し，遊離導管を固定することができ，後の尿管導管吻合が容易となる．

4 尿管導管吻合

尿管導管吻合は，左右各々を別にBricker法を用いて行う．この時点で固定してあった左尿管を固定からはずし，回腸導管へ吻合するためにスパチュレートする．次いで回腸導管の左尿管吻合部をデザインし，切開して回腸粘膜を確認する．まず，4-0 PDS™糸により左尿管後面を回腸導管と吻合する(3針程度の結節縫合で縫合する)(図7)．次いで回

図5 Linear staplerを用いた便路再建(機能的端々吻合)
Linear staplerを通す前に，口側と肛門側の漿膜面をずれないように支持糸をかけておく．助手による自動吻合器操作が主となるため，コンソール術者は助手のポートから挿入される自動吻合器の角度に合わせて介助する．

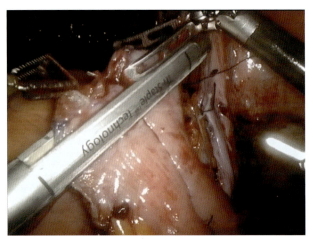
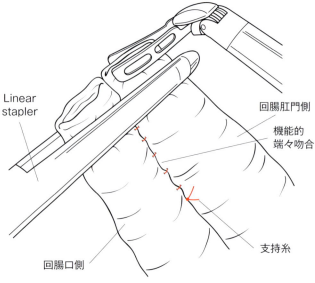

図6 回腸導管の腹膜固定

回腸導管の口側断端を右下腹部の腹膜に固定する。引き続き操作する尿管導管吻合部を後腹膜化し，遊離導管を固定することができる。

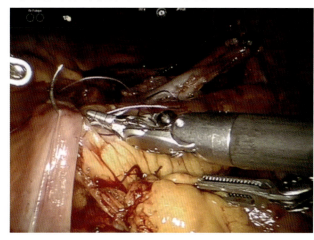
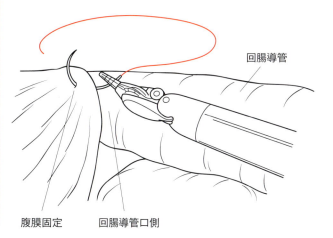

図7 左尿管後面と回腸導管の吻合

回腸導管の左尿管吻合部をデザインし，回腸導管の左尿管吻合部を切開し回腸粘膜を確認する。
4-0 PDS™糸により左尿管後面を，回腸導管と3針程度の結節縫合で縫合する。

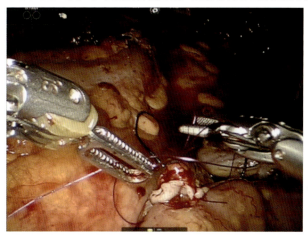
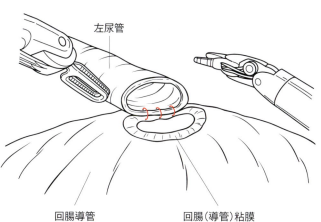

腸導管肛門側断端を切開し，右側extra portからガイドワイヤーを入れた尿管ステント（シングルJ）カテーテルを左尿管へ挿入する。この時点以降，右側extra-armは操作できなくなる。カテーテルを吻合部より尿管に挿入し，逆行性に腎盂内まで誘導する（図8）。Large Needle Driver（suture-cut）を用いカテーテルの遠位側をストーマ側へ引き出す。この操作以降，腸管内容が創部あるいは鉗子を汚染する可能性が高い。操作中は吸引や鉗子を抜いての洗浄で対応し，操作腔では洗浄を行わず腸管内容の汚染に対応している。

尿管ステントカテーテルをストーマ部に縫合固定し，残る尿管と回腸導管を4-0 PDS™糸により連続縫合する（図9）。右側にも同様の手技を行い，両側の尿管回腸導管吻合を完成する（図10）。Large Needle Driver（suture-cut）は頻回の糸の切開を容易にするため便利である。

図8 左尿管への尿管ステントカテーテル挿入

右側extra portから，ガイドワイヤーを入れた尿管ステント（シングルJ）カテーテルを左尿管へ挿入する。カテーテルを吻合部より尿管に挿入し，逆行性に腎盂内まで誘導する。

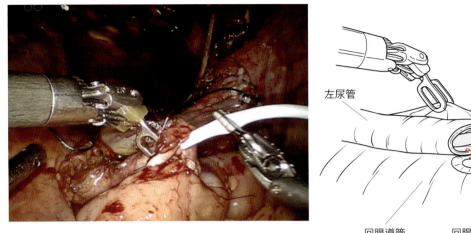
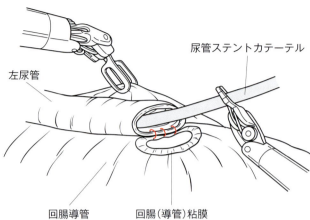

図9 左尿管と回腸導管の連続縫合

3針程度の結節縫合で縫合された残りの尿管と回腸導管の表面を，4-0 PDS™糸により連続縫合する。助手が対側の糸を持針器で把持。

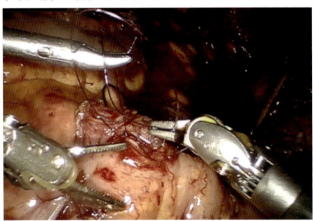
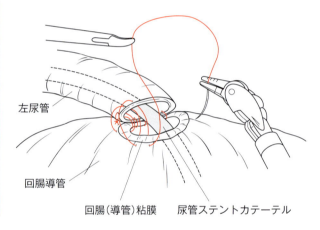

図10 両側の尿管回腸導管吻合の完成

右側尿管に対しても同様の手技を行い，尿管回腸導管吻合を完成する。左手前は回腸導管口側断端と後腹膜の固定部である。

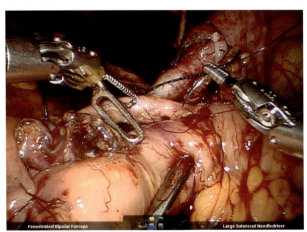
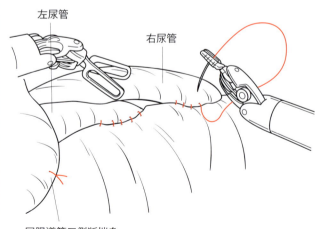

図11 導管と腹膜の固定

皮膚のストーマ造設部を切開し，回腸導管の肛門側を体外に引き出す。カメラを上向き30°とし，導管と腹膜を縫合固定する。これにより回腸導管部のヘルニア予防とする。

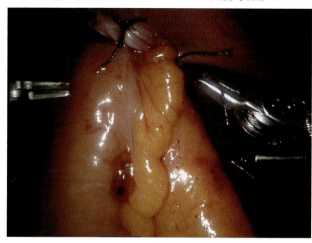
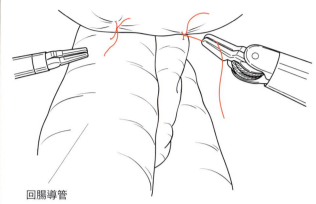

回腸導管

5 ストーマ造設

皮膚のストーマ造設部を切開し，回腸導管の肛門側を体外に引き出す。カメラを上向き（30° up）とし，導管と腹膜を縫合固定する（図11）。これにより回腸導管部のヘルニア予防とする。その後，アンドッキングしてコンソール手術を終了する。頭低位を戻して気腹を終了し，外からストーマを縫合固定する。

RARC + ICUD（回腸導管）の特徴

本邦ではda Vinci surgical systemの普及に伴い，各施設・術者ごとにおけるロボット支援前立腺摘除術（robot-assisted laparoscopic radical prostatectomy；RARP）経験症例数が増加し，腹腔鏡下膀胱全摘除術は手技的困難さなどの点から導入を見送ってきた施設でも，低侵襲性と優れた操作性の観点からロボット支援膀胱全摘除術（robot-assisted radical cystectomy；RARC）を導入する施設が増加している。RARC導入時には，それまでのRARP経験数が多いほど手術時間，出血量，郭清リンパ節個数の成績が良好であったと報告されている[1]。

RARCの利点として，開腹手術（open radical cystectomy；ORC）に比べ術後の疼痛軽減や出血量の低下，合併症発生率の低下，入院期間の短縮，社会復帰の早期化などのメリットがあり，RARPと同様に今後増加が期待される。Kaderらは，ORC 100例とRARC 100例を比較し，手術時間はORCで短かったが，出血量，輸血施行率，入院期間，術後90日以内の合併症ではRARCが有意に優れていたと報告している[2]。また，Yuhらは，ORCと比べRARCのほうが高カロリー輸液を使用する率が有意に低下したと報告している[3]。

周術期の消化管管理を，当科ではenhanced recovery after surgery（ERAS）プロトコール[4]に基づき行っている。術前の腸管前処置は行わず，基本的に術後の経鼻胃管留置も行っていない。また，術中に回腸導管内の洗浄は排液による腹腔内汚染の可能性を懸念しあえて行っていない。これにより，重篤な腹腔内合併症は認めていない。

ロボット支援手術により腹腔鏡下手術と比較し，簡易に腔内尿路変向を施行できる。腔内尿路変向の利点として，尿管剥離の短縮や牽引の必要がなく，気腹下での操作を継続できるため出血を軽減し，腸管を外気に接触させないため腸管浮腫を軽減し術後腸管機能の

早期回復が可能となる。今後，ロボット支援による腔内での尿路変向術が益々施行されることが期待される。

文献

1) Hayn MH, Hussain A, et al: The learning curve of robot-assisted radical cystectomy: results from the International Robotic Cystectomy Consortium. Eur Urol 2010; 58: 197-202.
2) Kader AK, Richards KA, et al: Robot-assisted laparoscopic vs open radical cystectomy: comparison of complications and perioperative oncological outcomes in 200 patients. BJU Int 2013; 112: E290-4.
3) Yuh B, Wilson T, et al: Systematic review and cumulative analysis of oncologic and functional outcomes after robot-assisted radical cystectomy. Eur Urol 2015; 67: 402-22.
4) Azhar RA, Bochner B, et al: Enhanced recovery after urological surgery: a contemporary systematic review of outcomes, key elements, and research needs. Eur Urol 2016; 70: 176-87.

III 膀胱の手術と尿路再建術

新膀胱造設術

弘前大学大学院医学研究科泌尿器科学講座准教授　**古家琢也**
弘前大学大学院医学研究科泌尿器科学講座教授　**大山　力**

適応，禁忌

　新膀胱は，主に小腸を用いて作成する尿禁制型の尿路変向術である．前立腺部尿道に腫瘍を認めなければ，本術式の適応となる．ただし，新膀胱自体は収縮しないため，術後の排尿は時間制・腹圧性排尿となる．そのため，術前に排尿訓練の必要性を患者に理解していただき，同意を得たうえで選択すべき術式である．

術前検査，術前準備

　術前検査は，筋層浸潤膀胱癌に準じて行うため，特別な検査は不要である．
　術前準備として，手術3日前より低残渣食を開始，前日は絶食とし，夕方より腸管洗浄液の内服を行う．全例ではないが，術後の腸管蠕動促進を目的に，硬膜外チューブの留置を麻酔科に依頼することもある．
　われわれの施設では，新膀胱を完全腹膜外化するため，膀胱全摘除術の際，腹膜の切開を最小限にしている（全例で行う必要はない）．また，体位は膀胱全摘除術と同様25°の頭低位で行う．

手術のアウトライン

1. 遊離回腸の選択
2. 腸管切離と腸管吻合
3. 回腸回腸吻合
4. 遊離回腸の骨盤壁への固定
5. 脱管腔化
6. 尿道吻合
7. 後壁縫合
8. 尿管吻合
9. 前壁縫合
10. 腹膜縫合
11. 閉創

手術手技

1 遊離回腸の選択

　初めに遊離回腸を選択する．この際，回盲弁からの距離で決めるのではなく，緊張がかかることなく骨盤底に誘導できる回腸を選択することが重要である．

2 腸管切離と腸管吻合

　尿道吻合予定部位を切開し，16Fr腎盂バルーンカテーテルを挿入する。回腸を吊り上げるようにしながら，生理食塩水にて腸管の洗浄を行う。切開部から20cmの部位の腸間膜を5cm程度切開した後，自動縫合器で腸管を切離する（図1）。腸間膜の切開を最小限にとどめているため，回腸の血流障害はほぼないと考えている。

3 回腸回腸吻合

　回腸にねじれのないことを確認後，腸間膜付着部の反対側を3-0吸収糸で2カ所固定する。腸管断端を一部切開し，自動縫合器を腸管内に誘導，回腸の側々吻合を行う（図2）。次

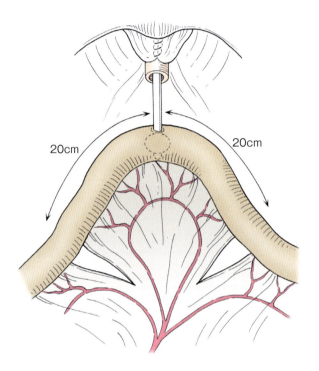

図1 腸管切離
尿道吻合予定部位を切開し，バルーンカテーテルで回腸を吊り上げるようにしながら切離部位を決定する。

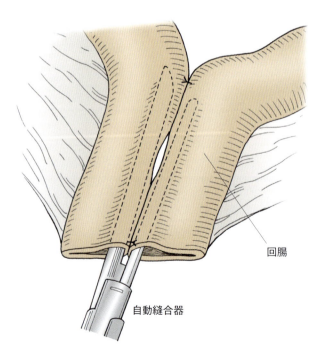

図2 回腸回腸吻合
腸間膜付着部の反対側を，3-0吸収糸で2カ所固定する。腸管断端を一部切開し，自動縫合器を腸管内に誘導，回腸の側々吻合を行う。

いで，自動縫合器挿入部分を再度自動縫合器にて縫合閉鎖する。

　自動縫合器はポートを介して腹腔内に挿入するため，方向および可動域が制限されることを認識しておく必要がある。また，自動縫合器を腸管内に誘導する際には，自動縫合器を腸管内に入れるというよりは，腸管を自動縫合器に通すようにするとスムーズに腸管吻合が可能である。そのため，助手との連携がとても重要となる。また自動縫合器に関しても，手ぶれが少なく確実に縫合できるという点から，電動の縫合器を使用している。

4 遊離回腸の骨盤壁への固定

　遊離回腸を骨盤底まで誘導後，カテーテル挿入部より5cm程度外側の部分を，3-0吸収糸を用いて骨盤壁に固定する（図3）。この操作により，腸管が頭側に落ち込むのを防止している。

5 脱管腔化

　腸間膜付着部の反対側を，モノポーラーシザースを用いて切開する（図4）。吸引嘴管を腸管内に入れ，カウンタートラクションをかけることにより，比較的容易に切開が可能となる。また尿道吻合予定部位は，腸間膜付着部寄りで切開する。

6 尿道吻合

　尿道と回腸を，3-0 V-Loc™を用いて連続縫合する。縫合は6時より開始し，左右より12時まで連続縫合を行う（図5）。腸管は糸の張力により容易に裂けるため，2～3針かけた後に腸管を尿道にゆっくり寄せるようにする。尿道と腸管の吻合が終了した後，骨盤壁と遊離回腸を固定していた糸を切離する。

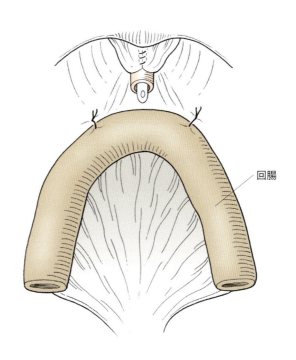

図3　遊離回腸の骨盤壁への固定
遊離回腸を骨盤底まで誘導後，3-0吸収糸を用いて骨盤壁に固定する。

回腸

図4 脱管腔化
腸間膜付着部の反対側を切開し，脱管腔化する。

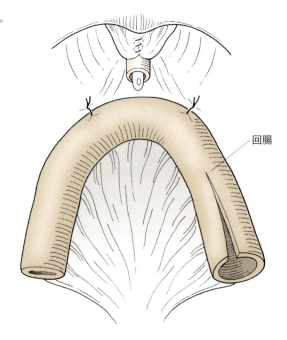

回腸

図5 尿道吻合
尿道と回腸を，連続縫合する。

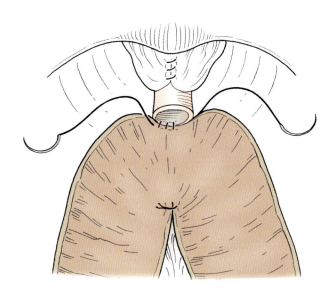

7 後壁縫合

後壁を，3-0 V-Loc™を用いて連続縫合する（図6）。

8 尿管吻合

尿管吻合予定部位をモノポーラーシザースで切開し，尿管を新膀胱内腔へ誘導する。尿管と新膀胱を，4-0吸収糸を用いて4針程度結節縫合する（図7）。その後，尿管にスリットを入れる。外尿道口より6Frの尿管ステントおよび18Fr腎バルーンを留置する。

9 前壁縫合

腸管を折りたたむように，中央より外側に向かって前壁を3-0 V-Loc™にて連続縫合していく（図8）。この際も腸管が裂けることがあるため，2～3針かけた後に腸管をゆっく

図6 後壁縫合
後壁を連続縫合する。

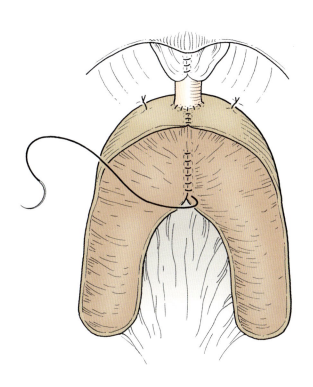

図7 尿管吻合
尿管と新膀胱を，4-0吸収糸を用いて結節縫合する。

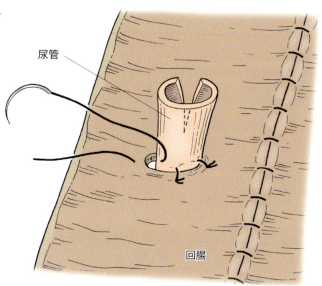

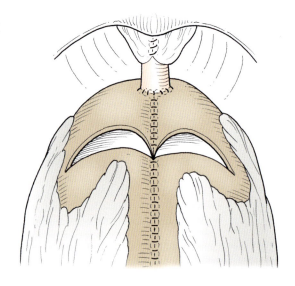

図8 前壁縫合
腸管を折りたたむように，中央より外側に向かって前壁を連続縫合する。

り寄せるよう心がける。

10 腹膜縫合

恥骨上より鉗子を入れドレーンを留置する。腹膜を3-0 V-Loc™にて連続縫合し，新膀胱を腹膜外化する。

11 閉創

腹腔内にドレーンを留置後ポートを抜去し，出血がないことを確認する。カメラポートの切開創を拡げ標本を摘出する。その後閉創し，手術を終了する。

術後管理

開腹の新膀胱造設術に準じて術後管理を行う。ロボット手術では，消化管が直接空気に触れないため体液の不均衡は生じにくいとされているが，長時間の手術となることが多いため，十分な補液を投与する必要がある。当科では，尿管ステントは術後6日目に，バルーンカテーテルは術後14日目に，造影検査を行って問題のないことを確認後に抜去している。

IV ロボット支援手術のトラブルシューティング

Ⅳ ロボット支援手術のトラブルシューティング

静岡県立総合病院泌尿器科部長　吉村耕治

　ロボット支援手術に伴うトラブルについては，ロボット特有のもの，つまり機械そのものとしてのロボット作動についてのトラブルと，ロボットに特有でないものの，本書の他項で解説されている術式ごとに起こりうるトラブルに区別できる。特に後者については筆者が実際に経験あるいは見聞した範囲での記述にとどまらざるをえないことをご了承いただきたい。また前者に関しても紙面の関係上 da Vinci Si, Xi に関する記述に留める。

ロボット特有のトラブル

　ロボット機器のトラブルの頻度については韓国や台湾から報告があり，それぞれ2.4％，3.5％に動作不良があったとされている[1,2]。システム電源が入らない，3Dの視野が構築されない，などの機器システム根源に関するトラブルについては，医療者が対応できるものではない。動作上医師が対応すべき，または対応可能なトラブルにつき下記に列挙する。

カメラの熱による熱傷

　カメラはライトを付けたままだと高熱をもつ。そのため体外で器械台上に置く際にはライトを消すようにすべきであることなど，扱い方の注意点は誰でも知っていると思われる。体内でも極短距離で長時間同じ場所を観察している，あるいはカメラ先端が臓器に接触している際には，組織に熱損傷を与える危険があるため留意すべきである。

カメラを術野の奥に動かせない

　カメラアームにかけた清潔ドレープに緊張がかかってしまい，カメラ動作を妨げていることがある。

装着したエンドリスト（EndWrist®）が動かない

　カメラまたはインストゥルメントアームのアームクラッチボタンが押されておらず，アームが固定されていないことがあるため，確認する。カニューラとカニューラマウント，インストゥルメントアダプタとキャリッジが正しく固定されているかどうか確認する。

エンドリストの関節の動きが術者の動きと逆になる

　特に4thアームでプログラスプを使用する際，骨などの強固な臓器と過度の力で衝突した場合などに起こりうる。基本的には，一度エンドリストを体外に抜去し，再挿入すれば修正される。機種がSiの場合でエンドリストの認識がおかしい，あるいは動きがおかしいときは，エンドリストのピンが汚れている可能性も考慮する。またXiでエンドリストが認識

されないときは，滅菌アダプタの下にドレープなどを挟み込んでいないかどうか確認する。

エンドリストのjawが開いたまま閉まらない

これも前述と同様で，過度の外力がかかったために起こる現象で，やはりいったん抜去した後の再挿入にて修正される。

ワイヤーが切れた場合も閉まらなくなるので，ワイヤーが切れていないかを確認する。

第4アームと第2(または第3)アームが体外で干渉する

第4アームは同側のアームと体外で干渉することがしばしばある。基本的には第4アームの先端を反対側または頭側にもっていくと，体外での干渉は避ける方向になる（図1）。これでも干渉が多くて使用しにくいときには，第4アームと同側のアームの前後方向（腹側か背側か）の位置をずらすことで回避できる場合もある。

(Si)カメラアーム以外のアーム操作ができない

カメラのキャリブレーションボタンを押してしまうなどで，キャリブレーションモードに入っていることがある。その場合"Auto calibration is in progress"の文字が表示されている。メニューからExitを選択し，キャリブレーションモードから抜けるようにする。

図1 第4アームと同側アームとの体外での干渉防止

この症例では第4アームを第2アームと同側（右側）に置いている。右側総腸骨動静脈を第4アームで外側に牽引する際，ⓐでは第2アームと体外で干渉してしまうが，ⓑのように関節を内方向に屈曲させることで干渉を防止できる。

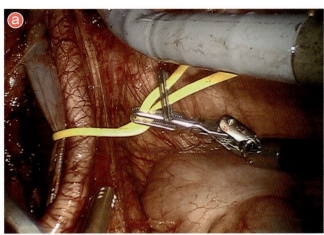
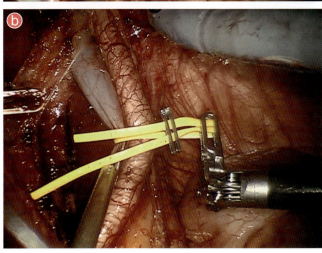
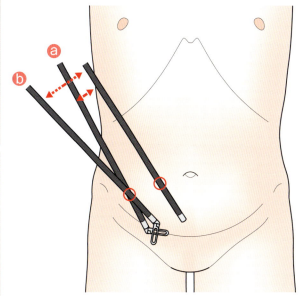

(Si)Error48224について

カメラを持つときに，表面にあるいくつかのスイッチが一定時間以上押されっぱなしになったときに発生する．タッチパッドまたはタッチスクリーンモニターのRecoverで復旧できる．

(Si)オーバーヒートエラー(Error92/Error95)について

ビジョンカートの通風孔が塞がれているために発生する．機器の前面および後面にある通風孔が塞がれないように注意する．

(Si)モノポーラーシザーズがアームから取りはずせない

チップカバーが正しく取り付けられてないときに起こる（図2）．使用中に抜けなくなった場合は，いったんカニューラごと抜かなければならない場合がある．

(Xi)画像の上下が逆に表示される

エンドスコープをアームに取り付ける向きが間違っている場合が多いので，内向きか外向きかを確認する．

術式ごとのトラブル：前立腺全摘除術

膀胱テイクダウン時の出血

テイクダウンは基本的には無血的な操作が可能なはずであるが，まだ慣れない時期には腹壁に近くなりすぎて腹直筋から出血させてしまうことがある．大出血ではないが，持続すると常時視野の中を血液が滴り落ちるので面倒である．この出血はバイポーラで焼灼してもなかなか止血が得られない特徴があるため，必要に応じて30°アップの視野で縫合止血する．

また，下腹壁動静脈を損傷してしまい大出血をきたすことがある．この場合は気が動転しがちであるが，出血点の確認は比較的容易であるはずなので，慌てずバイポーラではさんで凝固焼灼すれば問題ない．

図2 エンドリストのチップカバー取り付け例
ⓐでは正しく取り付けられているが，ⓑのように取り付けが正しくないとエンドリスト交換時にポートから引き抜けなくなる可能性がある．

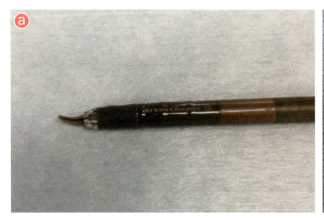
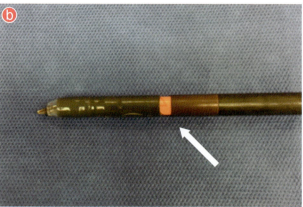

膀胱損傷

　筆者は3つのパターンの膀胱損傷を見聞している。1つ目は膀胱テイクダウン時に頂部近傍で損傷する場合，2つ目は膀胱頸部・6時方向の離断時に膀胱に近づきすぎて三角部の中心を損傷する場合，3つ目はやはり膀胱頸部の離断時であるが，左右どちらかの側方を損傷する場合（図3）である。いずれの場合でも3-0吸収糸で連続全層縫合すれば特に問題ないが，それぞれ最も見やすい角度のカメラを使用するようにしたい。

　3つ目のパターンの際に気をつけたいことは，損傷（穴をあける）がわかったら，前立腺血管束を切断処理した後に修復しようとするのではなく，わかった時点で縫合閉鎖をしてしまうべきである，ということである。前立腺血管束を切断してしまうと，損傷部位が背側に隠れてしまい視認することが難しくなる可能性がある。

前立腺分断

　逆に頸部離断の際に前立腺側に偏りすぎると前立腺実質を切り込み，それに気づかずに直腸表面まで到達してしまうことがある。直腸前脂肪織と思われる層に到達しても精嚢や精管といった構造物が見当たらないときは，膀胱6時方向の尾側に分厚い組織が残存していないかどうか確認する。残存が疑われる際は，その組織を第4アームで把持し膀胱壁を鈍的に剥離するようにすると，正しいプレーンで剥離し直せる。

直腸損傷・その他の腸管損傷

　この合併症については，まず術中に気づきにくい，という特徴を頭に入れておく必要がある。もちろん損傷部位が大きい場合はすぐに気づくであろうが，ピンホール用の穿孔があった場合は視覚のみでは確認できないこともあるので，できれば直腸診も行いたいところである。機種がSまたはSiの場合，前立腺摘除後に確実に直腸診を行うためにはサイドまたはパラレルでドッキングする方法が有効で，筆者の施設ではルーチンでこの方法を採用している（図4）。

図3　膀胱頸部離断時，側方での膀胱損傷
正中部位での離断操作が進み，左右で膀胱と前立腺が付着している状況の場合，ⓐの矢印のように膀胱損傷をきたすことがある。ⓑのように膀胱前立腺付着部を切り離してしまうと損傷部位が背側に隠れるため修復が困難になる。

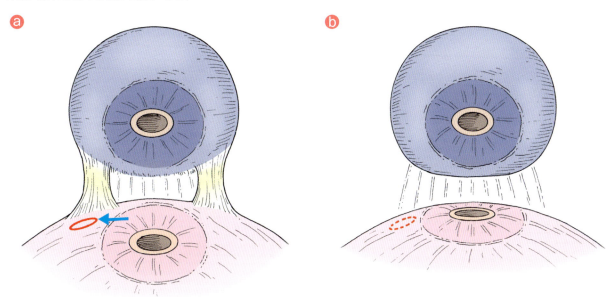

術中に損傷が確認できた際には一次縫合する。Albert-Lambert法に準じて全層を3-0吸収糸で連続縫合した後，（漿膜はないが）側方の筋層を2-0吸収糸で連続または結節縫合する。縫合の方向は直腸の走向と水平方向を基本とする（図5）。この方向に縫合しても，直腸は側方から背側への拡がりが大きいため狭窄はきたさない。術直後2, 3日は絶食とするが，3, 4日目から流動食を開始し，徐々に食上げすれば通常術後10日目前後で退院が可能となる。

不運にして術中に直腸損傷に気づかなかった場合は，術後しばらくしてから骨盤膿瘍や尿道直腸瘻などで損傷を発見することもある。通常まず人工肛門を造設（外科に依頼）し，場合によってはバルーン留置も行う。修復の時期は，感染が完全におさまることと，前立腺全摘除術による組織の炎症が完全におさまり組織に柔軟性が戻ることが重要であるため，全摘手術からの半年間は避け，可能であれば1年以上経過した後に行う。修復方法はYork-Mason法や，経会陰的に尿道と直腸の間に薄筋皮弁を介在させる方法などがあるが，経験のある医師に応援を依頼するほうが望ましいだろう。

筆者には，カメラポート設置時に助手が小腸を損傷したという経験がある。通常の腹腔鏡用把持鉗子を使用して損傷部を修復した後にロボットをロールインしてもよいが，Siの場合，仰臥位でロールインし，ロボット支援下で修復した後にいったんロールアウトし，

図4 da Vinci Siでのサイドドッキング風景
直腸診など会陰部や肛門からの操作が容易になる。

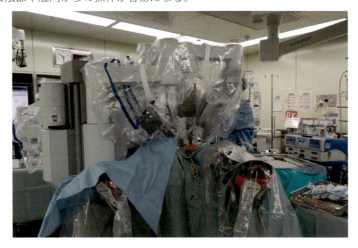

図5 直腸損傷
ⓐ直腸診した手袋が損傷部位から見えている。
ⓑ縫合修復は直腸の走向と水平（画面上に左右に運針）とし，縫合線が画面上縦になっている。

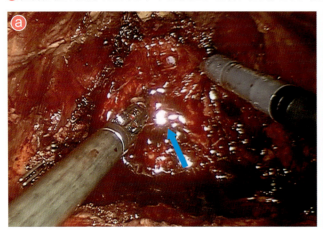
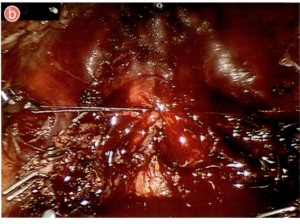

頭低位として再度ロールインするという方法もある。

膀胱尿道吻合時エンドリストが到達しにくい

筆者はこれまで1例経験したので対応策とともに記載する。図6のように恥骨がかなり太い症例で，骨盤奥での膀胱尿道吻合の際にエンドリストが恥骨の背側とぶつかり届かなかった。この場合，操作腔としては狭くなるが，エンドリスト全体を背側に移動させることで対応可能であった。

腹膜外アプローチの際に腹膜損傷をきたした

腹腔内が気腹されるため腹膜外の操作腔でスペースがとれなくなる。このときは，腹膜を牽引するための鉗子を挿入するポートを増設する必要がある。第4アーム対側で，通常ポート作成をすべきでないといわれている尾側付近（図7）にポートを作成し，ここからリトラクターなどを挿入・操作することで対応可能である。

術後出血

当然ながらある程度止血を確認して手術を終了するが，まれに手術室退室後にドレーンから高度の出血が持続することがある。この場合，あわてて再手術をしに行っても，出血部位同定が必ずしも容易ではない可能性がある。患者が特別な疾患（例えば，後天性血友病など）でない場合，帰室後に問題となる出血は動脈性であると考えるべきで，そうであればまずは造影CTで出血部位を確認するほうが先決される。

前立腺床はまったく問題ないものの，おそらく助手の鉗子の出し入れが原因と思われる

図6 エンドリストが角度的に尿道断端に届かない症例
ⓐ恥骨が非常に分厚い。
ⓑ通常のポートの位置だと恥骨が干渉して尿道断端に届かない。
ⓒポートを背側に動かすことでエンドリストが尿道断端にアプローチできる。

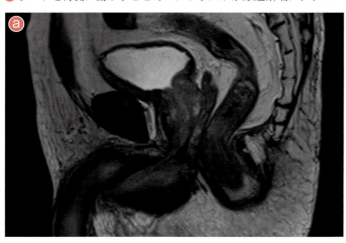
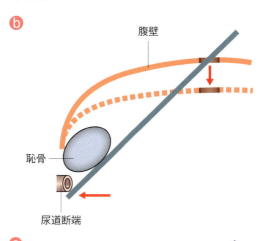
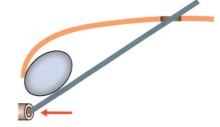

上腸間膜動脈分枝からの出血を筆者は経験したことがある（図8）。放射線科に塞栓をしてもらうことで止血を得ることができた。

図7 前立腺全摘除，腹膜外アプローチで腹膜が損傷した場合
腹腔内が気腹されてしまい腹膜外の手術スペースが狭くなってしまう。すでに配置されているポートよりも尾側にポートを追加し，矢印の方向に鉗子を使用，腹膜を圧排することでスペースが確保される。

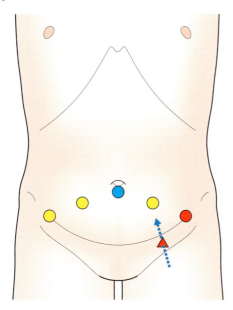

図8 前立腺全摘除後，術後出血をきたした症例
造影CTにて上腸間膜動脈の分枝からの出血を認める。塞栓にて止血を得ることができた。

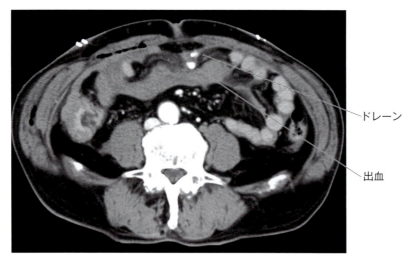

術式ごとのトラブル：腎部分切除術

　腎部分切除で術中最も怖いのは，さまざまなシチュエーションでの出血であろう。術後に可能性のあるトラブル（仮性動脈瘤形成，尿漏など）は，通常の腹腔鏡下腎部分切除でも経験されるところなので，ここではいくつかロボット手術に特徴的と思われる術中出血に焦点を絞る。

腎動脈の離断

　筆者は，腎動脈が複数本ある場合で主要動脈周囲を剝離しようとし細径動脈が視野外に出ている状況で，その動脈が離断してしまった経験がある。エンドリストでは触覚がほとんど伝わらないため，知らない間に過度の緊張を加えてしまっていたものと考えられる。
　腎動脈本幹であってもこのようなことが起こりうる。離断部が大動脈からの分岐部でなく，スタンプがある場合はそこにクリップをかけることで止血が得られるが，分岐部で離断した場合や出血で視野がとれない場合は，迷わず早急に開腹する。

腎静脈から下大静脈への合流部からの出血

　経腹膜的に右腎へアプローチしているとき，やはり腎茎部に緊張をかける状況で腎静脈の下大静脈への流入部が裂けて出血をきたすことがある。
　バイポーラなどの凝固で一時的に止血を得ることは可能であるが，再度その部位に緊張をかけると，さらに損傷部位が拡大し出血が増悪するので，最初から縫合止血するほうが無難である。5-0ナイロン糸を使用して丁寧に縫合する。

被膜下腎実質からの出血

　腎周囲脂肪が固いために，腎被膜の露出を試みているときに広範囲に腎被膜下に入ってしまい，腎実質表面から持続的に微少出血が続くことがある。術野の妨げになる場合などはソフト凝固で表面を焼灼したり，タコシール®などの止血剤を使用したりする。

文献

1) Kim WT, Ham WK, et al: Failure and malfunction of da Vinci Surgical Systems during various robotic surgeries: experience from six departments at a single institute. Urology 2009; 74: 1234-7.
2) Chen CC, Ou YC, et al: Malfunction of the da Vinci robotic system in urology. Int J Urol 2012; 19: 736-40.

Urologic Surgery Next

①　腹腔鏡手術	担当編集委員　荒井陽一	発売中　定価(12,000円+税)　ISBN978-4-7583-1330-8
②　ロボット支援手術	担当編集委員　土谷順彦	発売中　定価(12,000円+税)　ISBN978-4-7583-1331-5
③　エンドウロロジー	担当編集委員　山本新吾	発売中　定価(12,000円+税)　ISBN978-4-7583-1332-2
④　オープンサージャリー	担当編集委員　土谷順彦	発売中　定価(12,000円+税)　ISBN978-4-7583-1333-9
⑤　尿路変向・再建術	担当編集委員　荒井陽一	発売中　定価(12,000円+税)　ISBN978-4-7583-1334-6
⑥　尿失禁・女性泌尿器科手術	担当編集委員　髙橋　悟	発売中　定価(12,000円+税)　ISBN978-4-7583-1335-3
⑦　小児泌尿器科手術	担当編集委員　山本新吾　兼松明弘	発売中　定価(12,000円+税)　ISBN978-4-7583-1336-0
⑧　陰茎・陰嚢，アンドロロジーの手術	担当編集委員　髙橋　悟	発売中　定価(12,000円+税)　ISBN978-4-7583-1337-7
⑨　外傷の手術と救急処置	担当編集委員　山本新吾	発売中　定価(12,000円+税)　ISBN978-4-7583-1338-4

Urologic Surgery Next No.2
ロボット支援手術

2018年4月1日　第1版第1刷発行
2023年10月1日　　　　第6刷発行

- ■編集委員　荒井陽一・髙橋　悟・山本新吾・土谷順彦
- ■担当編集委員　土谷順彦
- ■発行者　吉田富生
- ■発行所　株式会社メジカルビュー社
  〒162-0845　東京都新宿区市谷本村町2-30
  電話　03(5228)2050(代表)
  ホームページ　https://www.medicalview.co.jp/

  営業部　FAX 03(5228)2059
  E-mail　eigyo@medicalview.co.jp

  編集部　FAX 03(5228)2062
  E-mail　ed@medicalview.co.jp

- ■印刷所　公和印刷株式会社

ISBN 978-4-7583-1331-5　C3347

©MEDICAL VIEW, 2018.　Printed in Japan

- 本書に掲載された著作物の複写・複製・転載・翻訳・データベースへの取り込みおよび送信（送信可能化権を含む）・上映・譲渡に関する許諾権は，（株）メジカルビュー社が保有しています．
- JCOPY〈出版者著作権管理機構　委託出版物〉
  本書の無断複製は著作権法上での例外を除き禁じられています．複製される場合は，そのつど事前に，出版者著作権管理機構（電話 03-5244-5088，FAX 03-5244-5089，e-mail：info@jcopy.or.jp）の許諾を得てください．
- 本書をコピー，スキャン，デジタルデータ化するなどの複製を無許諾で行う行為は，著作権法上での限られた例外（「私的使用のための複製」など）を除き禁じられています．大学，病院，企業などにおいて，研究活動，診察を含み業務上使用する目的で上記の行為を行うことは私的使用には該当せず違法です．また私的使用のためであっても，代行業者等の第三者に依頼して上記の行為を行うことは違法となります．